常见病康复与急救指导

主编 刘 睿 袁 铭

西北大学出版社
·西安·

图书在版编目(CIP)数据

常见病康复与急救指导 / 刘睿,袁铭主编. —西安:西北大学出版社,2022.10

ISBN 978 – 7 – 5604 – 5021 – 6

Ⅰ.①常… Ⅱ.①刘… ②袁… Ⅲ.①常见病—康复医学 ②常见病—急救 Ⅳ.①R49 ②R459.7

中国版本图书馆 CIP 数据核字(2022)第 181591 号

常见病康复与急救指导

CHANGJIANBING KANGFU YU JIJIU ZHIDAO

主　　编　刘　睿　袁　铭

出版发行　西北大学出版社

地　　址　西安市太白北路 229 号

邮　　编　710069

电　　话　029 – 88303310

网　　址　http://nwupress. nwu. edu. cn

电子邮箱　xdpress@ nwu. edu. cn

经　　销　新华书店

印　　装　陕西隆昌印刷有限公司

开　　本　850mm × 1168mm　1/32

印　　张　6.875

字　　数　126 千字

版　　次　2022 年 10 月第 1 版　2022 年 10 月第 1 次印刷

书　　号　ISBN 978 – 7 – 5604 – 5021 – 6

定　　价　36. 00 元

《常见病康复与急救指导》
编 委 会

总策划	张　侃	袁　鹏	
主　审	杨　倩	贺　超	周天翔
主　编	刘　睿	袁　铭	
副主编	张　宇	吴小芳	任　峻
	吴群强	刘　静	王志江
编　者	耿　捷	刘　晖	王蕊娜
	宇应涛	梁嘉赫	孙莉莉
	杨　乐	徐　奎	孙建淼
	张孟利	汪　祥	李凤侠
	石　宪	郑明明	何珊珊
	陈保林	焦卉朵	汤永全

序

　　日常生活中经常发生的各种身体不适和意外事件，影响群众的生活质量。现代康复理论认为，损伤源于肌肉失衡，肌肉失衡源于不正确的姿势或用力方式，训练不当反而会加重损伤及原发病。然而，对于保持正确姿势和实施科学运动的方法，以及慢性病的科学锻炼和急症的现场处理方法，却一直是广大群众的知识盲区。近年来，随着人们越来越注重自身健康，越来越注重防治疾病，迫切需要有科学指导自我康复和家庭救助的书籍。我院康复科多年的临床实践经验结合现代康复理论发现，不良姿势是导致颈、肩、腰、腿痛和运动损伤的重要因素。因此，我院康复科团队牵头组织编写了此书。

　　本书就姿势评估与不良姿势的自我康复

方法做了详尽阐述，并对常见疾病的运动处方和常见运动损伤的自我康复方法做了简要阐述。此外，本书还介绍了多种生活中常见突发疾病的安全有效的家庭现场救治方法。医者仁心，本书将医学专业知识尽量用通俗易懂的语言表达，力求对群众保健和急病救治有科学指导意义。

张　侃

2022 年 9 月

前　　言

随着电子产品的普及应用，不良体态导致的身体疼痛在临床不断出现，严重影响人们的正常工作和生活。另一方面，随着现代人对体育锻炼的不断重视，也出现了大量因训练不当而导致的运动损伤。本书在深入了解现代人群颈、肩、腰、腿痛及运动损伤的发生原因与不良生活方式及不良运动方式密切相关的基础上，运用肌肉失衡理论及临床康复实践经验，力求通过推广多种简单易行的自我评估和安全有效的运动康复技术，帮助群众高效防病治病。此外，本书还介绍了多种常见临床突发疾病的现场救治指导原则及安全有效的中西医现场家庭救治技术，力求第一时间争取生存机会，并最大限度地挽救生命。本书是在空军军医大学唐都医院领导的大力支持下组织编写的，本着预防为主、突出重点、科学处置、安全有效的原则，结合现代人群生活特点和常见误区，将临床康复工作中的诊治经验进行了通俗易懂的描述，旨在指导广大群众在日常生活中进行自我预防和有效救治，有助于提高群众的科学康复理念和自救互救能力。

衷心希望广大群众结合实际应用，提出宝贵意见。

目　　录

一、什么是正确的姿势

（一）姿势的定义

姿势指身体在特定状态下人体各部分之间的一种相互位置关系，表现为身姿架势和呈现的样子，反映了骨骼、肌肉、内脏器官与神经等各组织的力学关系，是评价身体状态的重要指标。姿势包括静态姿势和动态姿势。静态姿势包括站立位、坐位、卧位的姿势，动态姿势包括行走、跑步或进行其他运动和劳动时的姿势。

良好的姿势是一种肌肉和骨骼的平衡状态，指在静止或者工作状态下，可以用于支撑身体结构，并且防止损伤和进行性畸形的姿势。在这种状态下，肌肉功能最佳，并且使胸腔、腹腔脏器处于最佳位置。

不良姿势（图1）是一种身体结构之间的错误关

系，不仅增加了支撑结构的张力，还使身体有效平衡能力下降。另外，任何姿势如果长时间保持不变都会对人体产生损害，成为不良姿势。

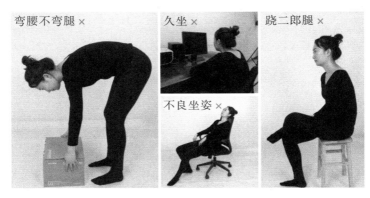

图1　常见不良姿势

1. 影响人体姿势的因素

（1）结构性或解剖学　比如上肢或下肢的长骨长度差异、增生的肋骨等。

（2）年龄　随着年龄的不断增长，身体经历了从发育阶段到成熟阶段再到衰老阶段等不同的身体阶段，不同的身体阶段都会出现与年龄相适应的姿态变化。

（3）生理性　如怀孕时的生理变化，或感到疼痛时采取某些姿势来缓解不适。

（4）病理性　如骨折畸形愈合、年长者的骨质疏松症导致的姿势等。

（5）职业　如体力工作者与办公室久坐者之间存在姿势习惯差异。

（6）娱乐或身体活动　骨骼肌是人体各组成部分中适应性最强的组织，其收缩和舒张使人体产生不同的身体活动。长期不同的肌肉收缩形式会使个体姿势产生适应性变化。

（7）环境　如人们在感觉寒冷与感觉温暖时会呈现出不同的姿势。

（8）社会与文化　从小习惯盘腿坐或蹲坐的人，会与从小习惯坐在椅子上的人的姿势不同。

（9）情绪　人在不同心情状态下姿势也会有所不同：沮丧会使人低头驼背，高兴会使人昂首挺胸。有些情绪引起的姿势变化是暂时性的，会随心情的变化而变化；而有些情绪则对人的姿势产生长期影响，逐渐成为人的习惯性姿势。

2. 良好姿势的益处

（1）良好的姿势能够使身体处于稳定状态，保持身体各个组织器官的正常功能，减少肌肉和韧带的紧张，延缓或解除肌肉的疲劳，直接预防颈、肩、腰、腿痛的产生。

（2）良好的姿势有助于锻炼支持内脏器官的核心肌群，而不良姿势可能会导致多种内脏问题，如胃食管反流、便秘、尿路感染，甚至疝气等。

（3）良好的姿势有助于我们建立正确的呼吸模

式。呼吸模式的维持需要胸廓和腹部的正常节律性起伏，需要良好的姿势才能完成。

（4）良好的姿势可以让肺通气和肺换气效率增高，增加人体携氧量，从而改善记忆力。

（5）良好的姿势有助于提升人们的情绪及增强自信。

3. 不良姿势的危害

不良姿势在肌肉、骨骼、呼吸系统、心理等诸多方面给个体健康带来危害。

（1）身体方面可表现为头晕、头痛、腰部酸痛、颈部痛、呼吸及循环效率低下、消化功能变弱，还可导致骨骼超越年龄的快速衰老等。

（2）从运动力学来分析，不良的身体姿势容易引发正常运动力学链中断，导致运动中出现代偿动作，进而引发动作效率下降。运动中肌肉的长期过度代偿，容易产生运动伤病。

（3）容易产生自卑心理，容易导致注意力不集中。

（二）正确的姿势

正确的姿势表现为身体各个部位维持在科学、平衡的力学排列线上，使肌肉与骨骼保持在一种各向平衡的状态下工作。在这种状态下，肌肉和骨骼能够发挥最大的力学效能，并且使身体器官处于最佳位置，保证内脏各项功能活动的完成。

1. 站姿

人体处于直立位的标准站姿（图2）时，从各个不同方向进行观察，要符合以下条件：

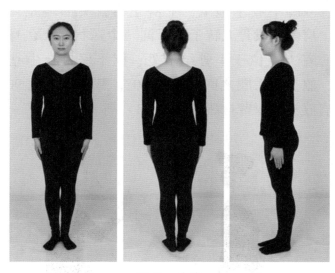

图2　站姿

（1）前面观　双眼应平视前方，两侧耳屏上缘和眶下缘中点应处于同一水平面；左、右髂前上棘应处于同一水平面。

（2）后面观　枕外隆凸、脊柱棘突和两足跟夹缝线应处于同一垂直面；两侧肩峰和两侧髂嵴对称处于脊柱两侧的冠状面。

（3）侧面观　耳屏、肩峰、股骨大转子、髌骨、外踝五点位于同一个冠状面上；同时可见脊柱的四个正常生理弯曲，且颈曲和腰曲角度最大，胸曲次之，骶曲最小。

2. 坐姿

双脚平放于地上，上身正直，头部端正，耳屏、肩峰、股骨大转子位于同一个冠状面上，身体重心着力点位于坐骨结节处；躯干保持在中立位置，躯干和大腿之间成角约90°，膝关节弯曲90°，双肩放松，双臂自然下垂（图3）。

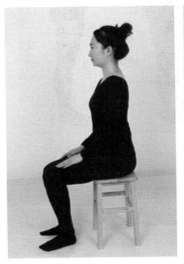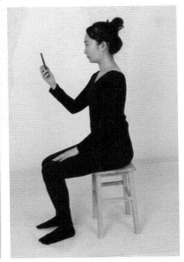

图 3　坐姿

3. 行姿

要求上身挺直，头正目平，挺胸收腹，摆臂自然，步态优美，步伐稳健，动作协调，走成直线，两臂自然下垂摆动(图4)。

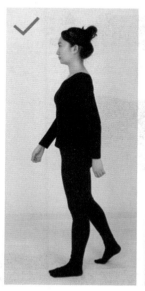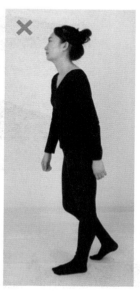

图4　行姿

4. 卧姿

仰卧：可以在膝部下垫枕头，能帮助维持一个健康的脊柱曲线，缓解椎间盘压力。侧卧：可以双腿间夹被子或者枕头，枕头应与肩同高，而且需要两边换着睡，避免长期单侧睡，否则容易出现脊柱侧弯(图5、6)。从减轻脊柱压力角度讲，我们古代的书籍上认为，在没有特殊疾病的情况下，侧卧是最好的休息姿势。有俗语描述人体正确姿势为"站如松，坐如钟，行如风，卧如弓"。

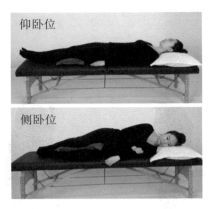

图5　正确的卧姿

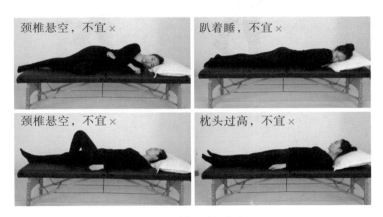

图6　错误的卧姿

（三）不良姿势与颈、肩、腰、腿痛的发生密切相关

颈、肩、腰、腿痛多为慢性劳损及无菌性炎症

引起的以颈部、肩部、腰部、腿部疼痛、肿胀甚至功能受限为主的一组临床症状。随着我国人口老龄化和电子产品的普及，尤其是手机和电脑的使用率增高，颈、肩、腰、腿痛发病率越来越高，且发病年龄越来越年轻。颈、肩、腰、腿痛常反复发作，缠绵难愈，给患者的工作、生活造成极大的不便。如何预防和治疗颈、肩、腰、腿痛？这是我们团队多年来一直致力解决的临床问题。

多项国内外文献数据以及临床观察总结发现，缺乏运动以及长期姿势不良是导致颈、肩、腰、腿痛最关键的原因。相比于其他病理因素，不良姿势对肌肉、神经、骨骼、关节的影响是最直接和最持久的，也最容易造成颈、肩、腰、腿痛。中医理论认为，颈、肩、腰、腿痛是一种筋缩症。"筋"是中医的概念，西医分别称为肌腱、韧带、腱膜等。"缩"是收缩和痉挛的意思。简单地说，筋缩就是筋的缩短，导致活动功能受到限制。当筋受伤后，会产生反射性的收缩和痉挛；长期固定坐姿缺少拉筋的锻炼和不良的姿势也会造成筋的收缩，使筋日渐缩短。筋缩后出现的最大问题是骨关节、脊柱的变形与错位，常表现为头部向一侧偏曲、两侧肩膀不一样高、躯干扭曲、髋部倾斜、脊柱偏斜（颈椎、胸椎、腰椎错位）、髋关节与骶关节错位等。颈椎错位导致头痛、颈肩痛、颈椎病、肩周炎等，胸椎错位导致抬举困难、肩背痛，腰椎错位导致腰背痛、腰椎间盘突出等，髋关节错位导致膝关节痛、足跟痛等。

长期处于不良姿势下，会导致身体局部肌肉的误用甚至代偿，使得骨骼不能正确排列，肌肉处于失衡状态，从而引发肌肉的触发点受到激惹引起疼痛，使肌肉损伤的风险增加。不良姿势状态下常常会使神经、血管受压，引发身体麻木、刺痛、烧灼等症状，常见的例如斜角肌综合征、胸小肌综合征、坐骨神经痛等，大部分都与不良姿势有很大的关系。另外，不良姿势还会因为改变身体重力线而增加部分不能承重的骨骼和关节的负荷，使它们不能排列在正确、平衡的位置上，久而久之，骨骼就会慢慢发生形变，长期承重的骨骼和关节出现增生或磨损，关节腔内也会出现磨损和无菌性炎症。

"筋长一寸，寿延十年，筋柔则骨正，调骨必先调筋。"临床观察发现，通过矫正体位姿势异常可使90%以上的颈、肩、腰、腿痛患者的症状得到缓解。下面根据我们积累的临床经验，给大家讲授一些简便易行、可以自我评估及调整不良体态的方法。

（四）姿势评估

从本质上讲，身体姿势评估是一套方法论，是通过评估骨骼和肌肉的位置在身体结构的功能和形态之间建立联系。比如，当某些参与姿势构成的肌肉出现功能紊乱，从形态上看，这些肌肉可能被拉长或缩短，其连接的骨骼和关节的形态也发生相应变化。姿势评估就是要捕捉到这些身体形态上的变化，以此推测功能紊乱肌肉的具体情况。姿势评估是为了更好地进行康复治疗以及康复训练，减轻或者消除因为姿势不良造成的病理损害。

1. 姿势评估的目的

（1）可以帮助了解姿势是否正常，判断这种长期的不良姿势造成了哪些肌肉或筋膜失衡，这些失衡可能是造成患者疼痛的原因。如，颈前探可造成肩颈部疼痛等。

（2）可以帮助了解不良姿势的潜在影响，以及造成疼痛、关节不稳定、关节活动角度过大或受限等症状之间的相互关系。如，长期膝过伸站姿可造成膝关节稳定性下降，增加膝关节损伤风险。

（3）通过姿势评估，可以提前干预并纠正不良姿势，避免因为姿势异常而使身体各器官功能下降。如，青少年时期含胸驼背对肺功能造成的影响，脊柱侧弯对呼吸系统造成的影响。这些都可以通过及早干预纠正而避免。

2. 哪些人需要姿势评估

（1）长期伏案工作，出现颈、肩、腰、腿痛的人群。

（2）青少年和儿童、肥胖人群、消瘦人群。

（3）关节伤病及伴随骨关节功能障碍的人群。

（4）想要提高运动表现和预防运动损伤发生的人群。

（5）对自身体态有一定要求，迫切想要矫正的人群，如 X 形腿、O 形腿、高低肩、骨盆前后倾、脊柱侧弯等。

3. 哪些人不适合做姿势评估

（1）焦虑患者。

（2）不配合者。

（3）不能保持稳定者。

（4）因疼痛或疾病不能站立者。

4. 姿势评估的注意事项

（1）评估者需掌握脊柱生理弯曲和人体标准姿势的相关知识。

（2）评估时，环境保持安静、明亮，温度适中。

（3）评估时尽量暴露评估部位。

（4）可与放射影像评估相结合以使评估结果更加准确。

（5）评估异性时应有家属或第三方在场。

（6）姿势评估可自行评估或找康复专业人士评估，但自我评估不能替代专业评估。由于自我评估限于场地环境、专业知识等原因，只能对常见的体态问题进行初步判断，最终确诊、分析问题根源和制订解决方案仍然需要专业人士的主导和参与。

5. 姿势评估的方法

人的动作能在三个动作面上进行，即矢状面、冠状面和水平面，如图 7 所示。因此可从正面、背面和两个侧面共四个角度观察，以发现不同的姿势问题。

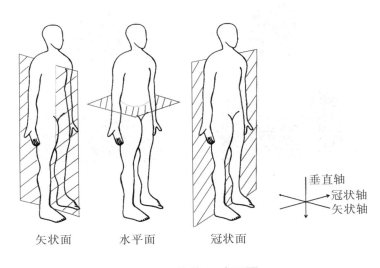

矢状面　　　水平面　　　　冠状面

垂直轴
冠状轴
矢状轴

图 7　人体的运动平面

（1）后面观　观察重心线有无左右倾斜、跟腱和跟骨有无异常、髋关节有无内收和外展、骨盆有无倾斜、脊柱有无侧弯等。

步骤一：头部

可通过画线或观察两侧耳垂是否等高来判断患者头部和颈部是否向一侧倾斜(图8)。头部倾斜可由一侧头或颈部的侧弯肌群短缩引起，比如头或颈部左侧倾斜可由左侧的肩胛提肌、胸锁乳突肌、斜角肌或斜方肌上部纤维的绷紧引起。

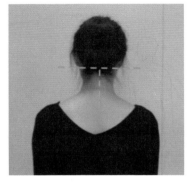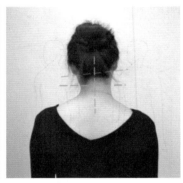

图8　观察头部和颈部是否向一侧倾斜

步骤二：颈部

通过观察头部是否朝向正前以及露出的双侧耳郭大小是否对称来判断颈椎是否有旋转(图9)，有颈椎旋转则可能与单侧胸锁乳突肌或斜角肌的紧张有关。

通过触诊感受颈椎椎旁肌肉张力是否一致，通过触诊颈椎棘突了解颈椎排列是否在一条纵线上。

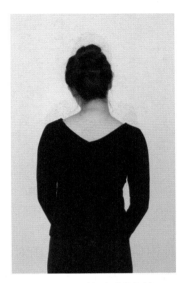

图 9　颈椎左侧旋转

步骤三：肩部

　　观察两侧肩峰是否左右对称、等高、等长（图10）。若不等高可能为抬高侧肩胛提肌及斜方肌上部纤维短缩所致，颈部疼痛时也会下意识地抬高一侧肩膀以减轻疼痛；若两侧肩峰至脊柱中线距离不等长，可能与颈椎或胸椎错位有关，也可能和肩胛骨高低不一致造成与中线距离的不同有关。观察肩部肌肉是否有萎缩及张力改变。

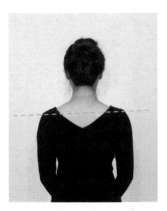

图 10 观察两侧肩膀是否等高

观察肩胛骨内侧缘与脊柱的相对位置（图 11），判断肩胛骨是否有外展（后凸）或内收（前缩）的情况。肩胛后凸通常伴有菱形肌及斜方肌中下部纤维的拉长及变弱，前缩多见于长期站军姿者（站军姿时抬头挺胸，肩胛骨往往前凸，背部变平）。

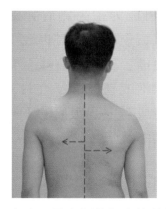

图 11 观察肩胛骨内侧缘与脊柱的相对位置

观察双侧肩胛下角是否等高(图 12),判断肩胛骨有无抬高。若为左侧抬高,则可能存在左侧斜方肌上部纤维及肩胛提肌的短缩。观察肩胛骨是否有旋转。

判断是否存在翼状肩胛骨(肩胛骨背离肋骨缘翘起,表现为肩胛下角突起)。其为前锯肌无力所致,也可因肩胛骨前方肌肉短缩,使肩胛骨向前方倾斜,导致下角突出。

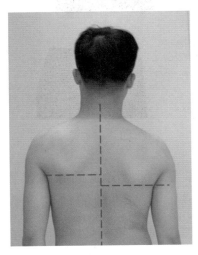

图 12　观察双侧肩胛下角是否等高

步骤四:背部及胸廓

触诊棘突,观察是否有胸椎脊柱侧弯(图 13)或错位。脊柱侧弯可能的原因有先天性、后天外伤所造成的脊柱生物力学改变、双下肢长度差导致的骨盆倾斜等。正常姿态的胸椎棘突上下触感平滑连续，没有顿挫感或者高低不平感，如果有局部胸椎棘突的隆起或者凹陷，或者触感不连续，可能存在胸椎错位。

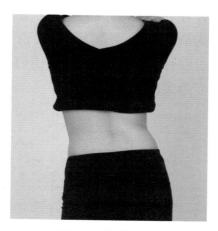

图 13　脊柱侧弯

观察胸廓与头部及骨盆的相对位置，判断是否有胸廓旋转或偏移到一侧的现象，是否存在脊柱侧弯。

观察脊柱两旁胸腰部皮肤皱褶是否一样，一般脊柱屈曲侧皮肤皱褶会加深。

步骤五：上肢

观察上肢的位置及上肢与身体之间形成的空间（空间大的一侧提示同侧三角肌短缩，也可因脊柱侧弯引起）；观察双肘是否等高（可提示肩膀是否下坠、上抬或侧弯到一侧），肱骨是否有内旋；通过在后面看到手掌范围的大小可判断肱骨是否有内旋（内旋可挤压软组织产生肩膀疼痛）（图 14）。

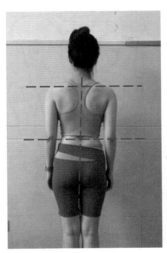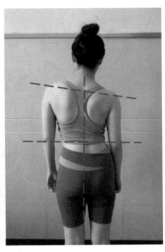

图 14　观察上肢

步骤六：腰部

通过视诊和触摸观察腰椎棘突是否连续，是否在脊柱中线矢状面上，是否有侧弯。腰椎侧弯可能源于腰椎伤病（如腰椎间盘突出症）、肌肉痉挛、脊柱侧弯、肌力不平衡，或由单侧骨盆上抬所引起。

步骤七：骨盆

通过视诊和触诊双侧髂嵴或髂后上棘，判断两侧骨盆是否等高，即是否存在骨盆侧倾。姿势正常的骨盆从背面观，可以看到双侧髂后上棘或双侧髂嵴距离脊柱中线的水平距离相等，且高低保持同一水平(图15)。

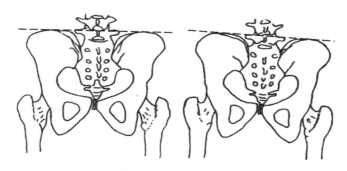

图15　正常骨盆(左)与骨盆右侧倾斜(右)

评估者在患者后方，双手置于患者骨盆上，通过分辨骨盆与评估者的距离判断是否有骨盆的旋转。左侧离评估者较近为骨盆逆时针旋转，相反则为骨盆顺时针旋转(图16)。

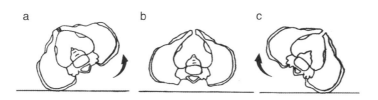

a　b　c

a.骨盆逆时针旋转　b.正常骨盆　c.骨盆顺时针旋转

图16　骨盆

步骤八：臀部及大腿

观察站立时双侧臀线是否等高，臀部皮肤皱

褶是否堆积；大腿肌肉体积有无异常，是否左右对称。

步骤九：膝及小腿

正常姿态的膝及小腿，在双足并拢直立时，两侧膝关节自然靠拢并轻碰，小腿肌肉双侧对称饱满，皮色正常。观察有无膝内翻（常表现为 O 形腿）及膝外翻（常表现为 X 形腿）（图 17），观察腘窝皱纹是否有增多及是否有腘窝内凸起（代表膝过伸或关节炎），观察小腿肌肉有无萎缩。

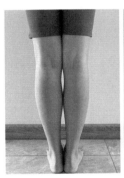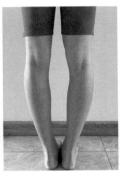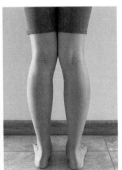

图 17　正常膝关节（左）、膝内翻（中）和膝外翻（右）

步骤十：足部

观察跟腱与跟骨的相对位置判断有无跟骨内翻或外翻（图 18）。正常姿势时，跟骨与跟腱下端在同一矢状面上，不成角。从背面观，双足站立时轻微外偏，可以看到小趾。跟骨外翻者多伴有扁平足，跟骨内翻者多为高弓足。

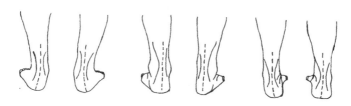

图18　跟骨外翻(左)、正常跟骨(中)和跟骨内翻(右)

（2）侧面观　观察有无颈前探；有无胸部脊柱后凸；有无平背、驼背；有无胸部畸形，如扁平胸、圆柱胸、鸡胸、漏斗胸、不对称胸等；有无骨盆前倾及后倾；有无膝过伸；等。

步骤一：头、颈及颈胸椎连接处

观察头颈部是否有颈前探（图19）。正常姿势时耳屏与肩峰处于同一冠状面，侧面观在一条垂直线上。如果耳屏在肩峰前方，则为颈前探。颈前探姿势会影响到颈部、胸部和手臂，引起颈肩痛、上背痛、上肢麻木及呼吸不畅。

观察颈胸椎连接处（颈7和胸1）有无隆起。颈胸椎连接处隆起指常因不良姿势或绝经期妇女骨质疏松导致颈椎前倾的楔形改变，且此处多有脂肪堆积，被称为富贵包，最终形成驼背体态。

观察颈椎弧度是否正常，也可借助X线片（图20）进行观察。

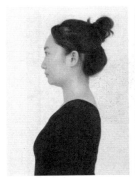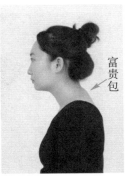

富贵包

图 19　颈部正常姿势与颈前探姿势

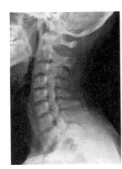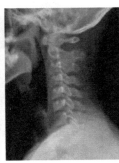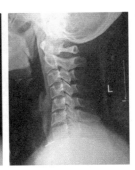

图 20　颈椎曲度正常（左）、颈椎生理曲度变直（中）
和颈椎生理曲度反屈（右）

步骤二：肩部、胸部、腹部

观察肩膀与耳朵是否位于一条垂直线。肩膀前凸（图 21）是最常见的不良姿势，肩膀后凸（与站军姿有关）少见。

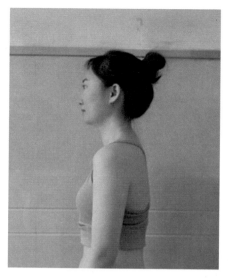

图 21　肩膀前凸

　　观察胸椎后凸是否增加。胸椎后凸增加提示胸肌短缩、肋间肌紧绷、胸部容量变小，可导致呼吸变浅。

　　观察腹部是否有突出。正常情况下腹部平坦，腹部突出常见于骨盆前倾、腰椎前凸角增加、体重过重或女性怀孕时。

　　步骤三：腰椎

　　观察腰椎前凸角是否有增大或减小（图22）。腰椎前凸角增大导致腰椎后方椎间盘压力变大，竖脊肌缩短，引起腰部疼痛；腰椎前凸还会引起骨盆前倾，导致腘绳肌及腰大肌紧绷短缩。腰椎前凸角减小会引起骨盆后倾，髋部伸展肌缩短，髋部屈曲肌拉长，也常伴有腰部疼痛。

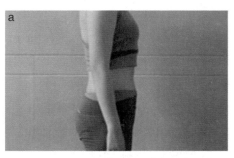

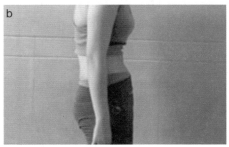

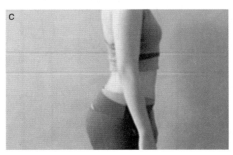

a. 正常；b. 减小；c. 增大

图 22　腰椎前凸角

步骤四：骨盆

观察是否有骨盆前倾或后倾。骨盆前倾或后倾通常与腰椎过曲或过直同时发生，通过观察腰部的曲度是否过大或过小来判断是否有骨盆前倾或后倾；也可以通过观察髂前上棘和耻骨的相对位置来判断：髂前上棘在耻骨联合之前为骨盆前倾，髂前上棘在耻骨联合之后为骨盆后倾（图23）；还可以通过做侧面髂前上棘和髂后上棘连线判断：骨盆中立位时髂前上棘与髂后上棘连线基本水平，如果出现倾斜，则为骨盆前倾或者后倾。患者往往有腰痛等常见症状。

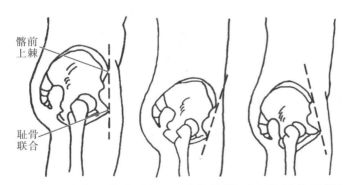

髂前
上棘

耻骨
联合

图23　正常位置骨盆（左）、骨盆前倾（中）和骨盆后倾（右）

步骤五：膝部

观察有无膝屈曲及膝过伸（图24）。正常膝关节位置为侧面观时股骨大转子、膝外侧与外踝连线在一条垂直线上。如果侧面观膝关节屈曲，多与腘绳肌、腘肌紧绷及股四头肌、比目鱼肌乏力有关；膝屈曲也可由髋关节屈曲角度的增加或踝关节背曲角度增加引起；一些病理因素，如膝关节内游离体、膝骨性关节炎等也会引起膝关节伸直受限。膝关节上下力线反屈为膝过伸姿态，多与股四头肌紧绷、腓肠肌乏力有关；也可由髋关节伸直角度增加或踝关节背曲角度减小引起；病理状态下如膝关节后方关节囊拉力增大及髌骨股骨关节退行性改变也可引起膝关节过伸，常见于脑卒中患者。

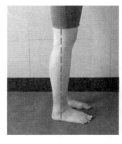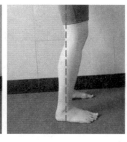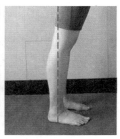

图24　正常膝部(左)、膝屈曲(中)和膝过伸(右)

步骤六：足部

观察踝与小腿夹角(图25)。正常站立位时踝关节与小腿夹角为83°。如果站立位时踝关节呈背屈过度则此角度减小，如果呈跖屈过度则此角度增大。此角度减小常见于站立时膝关节屈曲的患者，有这种姿势的患者可能会有关节疼痛、早期退行性改变、胫前肌缩短及脚踝前方的支持韧带压力增加等情况；此角度增大与股四头肌缩短及膝关节前方压力增加有关。

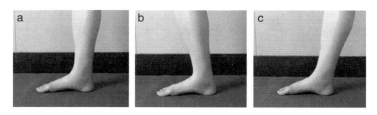

a. 正常；b. 减小；c. 增大

图25　踝与小腿夹角

观察足弓是否有扁平足及高足弓（图26）。扁平足可为跖部内在肌肉较弱或相关韧带过度伸展致足弓塌陷造成，也与距骨旋前有关；长时间的扁平足可因过度牵扯足底肌造成足部疼痛。

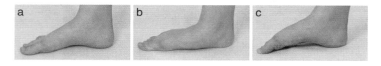

a. 正常足弓；b. 扁平足；c. 高足弓

图26　足弓

（3）前面观　了解头部有无旋转和倾斜，肋骨的形态及排列有无异常，骨盆有无倾斜，膝关节和髌骨的位置有无异常，足部、足趾位置及足弓有无异常。

步骤一：头部

观察鼻子是否位于中线并与胸骨及剑突在一条线上。若偏向某一侧，可能有单侧胸锁乳突肌、斜方肌、斜角肌等的痉挛，即斜颈；也可能是长期不良姿势引起的躯干弯曲或躯体旋转造成的。

步骤二：颈、肩、胸部

观察颈胸部肋间肌和胸肌的肌张力有无异常，有无肌肉萎缩。长期患有呼吸系统疾病，如慢性阻塞性肺疾病的患者，其斜角肌、胸锁乳突肌张力会较高。

观察锁骨的角度和曲线。正常姿势时双侧锁骨高低一致，左右长度对称，并以平顺的曲线、和缓的上扬角度从胸锁关节向肩锁关节延伸。锁骨上扬角度突兀，意味着此侧肩膀抬高；两侧锁骨不对称可为骨折愈合不良或近期局部外伤造成。

观察双侧肩部是否对称，肩膀是否向内外旋转。肩膀内旋可为胸部肌群及肱骨内旋肌紧张所致，可造成肱二头肌长头肌的卡压，引起肩部疼痛，多见于伏案工作者。

观察胸腔中线位置与头和骨盆是否在一条中垂线上，有无偏移或旋转。

步骤三：上肢

观察外偏角。外偏角是肱骨的长轴线与前臂的长轴线构成的夹角（图27），正常情况下，男性大约

5°，女性 10° ~ 15°。不正常的外偏角会影响上肢的
负重能力。

观察对比双侧上肢的肌肉体积。

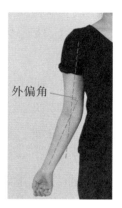

外偏角

图 27　外偏角

步骤四：骨盆

根据触诊两侧髂前上棘或者髂嵴高度判断是否
有骨盆侧倾（图 28）。骨盆侧倾可造成腰椎侧弯，骨
盆抬高提示抬高侧腰方肌短缩。

根据触诊和观察髌骨的朝向判断骨盆有无旋
转。正常髌骨位置在膝关节正前方，正面观处于膝
关节中间，与左右皮肤边缘距离相等。如果髌骨出
现位置偏移，提示可能存在髋关节旋转。髋关节旋
转往往继发于骨盆旋转，会影响到膝关节及足，也
会对腰椎造成影响。骨盆左旋易造成左足内翻，骨
盆右旋易造成右足内翻，在临床上常呈现平卧时阴

阳脚或者长短腿现象。

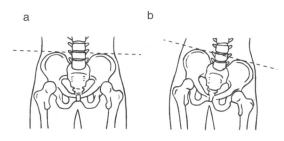

a. 正常骨盆；b. 骨盆侧倾

图 28   骨盆侧倾

步骤五：膝

令患者双脚并拢站立，双踝尽量靠近，观察是否有膝内翻（O 形腿）及膝外翻（X 形腿）（图 29）。膝内外翻不仅影响关节本身，也会对支持膝关节的肌肉造成损伤。膝内翻时膝关节内侧受压较大，且大腿内侧肌肉（股薄肌、半腱肌、半膜肌）比大腿外侧肌肉（髂胫束、股二头肌）短；膝外翻时恰好

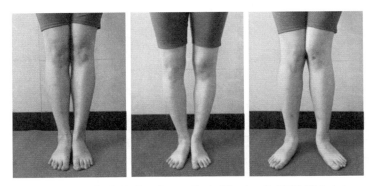

图 29   正常膝关节（左）、膝内翻（中）和膝外翻（右）

相反。

步骤六：Q角

观察髌骨的位置是否向内侧或外侧移位。正常情况下，髌骨应该位于胫骨粗隆延长线上。在伸膝位测量髂前上棘至髌骨中心点连线和髌骨中心点到胫骨结节最高点连线的夹角（锐角），即 Q 角（图30），正常值为 15°±5°。女性的 Q 角一般比男性大。

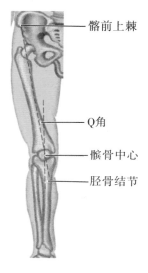

髂前上棘

Q角

髌骨中心

胫骨结节

图30　Q角

步骤七：胫骨

胫骨粗隆是胫骨上端的隆起。正常胫骨粗隆应在髌骨位置正下方，通过比较两侧胫骨粗隆位置判断胫骨有无内外旋。胫骨外旋易导致"外八字脚"
（图31），胫骨内旋易导致"内八字脚"（图32）。外
八字脚也可由髋关节外旋或髋关节与胫骨共同外旋

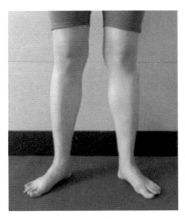

图31　胫骨外旋

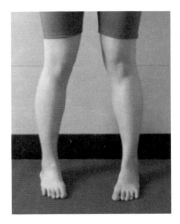

图32　胫骨内旋

引起，内八字脚也可由髋关节内旋或髋关节与胫骨共同内旋引起。髋关节外旋可由臀大肌、臀中肌后部纤维、髂胫束过短引起，髋关节内旋可由内旋肌过短引起。

步骤八：足部

观察自然站立情况下及患者在姿势评估器械上行走时足的位置，判断足部姿态是否正常，有无内八字或外八字。外八字脚和内八字脚都属于不良姿势。

观察足弓是否正常，有无扁平足、高足弓。

观察双足是否有踇外翻畸形（图33）。

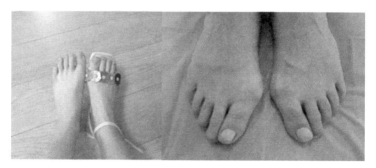

图33　正常足（左）与踇外翻足（右）

二、常见不良姿势的纠正方法

（一）体重控制

体重是指裸体或穿着已知重量的工作衣称量得到的身体重量。保持正常体重能最大限度地维持人体正常关节力线和肌肉平衡。

1. 体重正常指标

体重是反映和衡量一个人健康状况的重要标志之一。体重正常的人一般身体素质好，体型均匀，各系统器官具有良好的生理功能。目前国际公认的体重算法为下面的公式：

$$标准体重（kg） = 身高（cm） - 105$$

实际体重在标准体重的 ±10% 内属于正常，超过标准体重的 20% 为肥胖，超过 20%~30% 为轻度肥胖，超过 30%~50% 为中度肥胖，超过 50% 为重度肥胖。

体重指数（BMI）=体重（kg）/身高的平方（m²）

根据世界卫生组织（WHO）的定义，BMI≥25 为超重，BMI≥30 为肥胖。根据中国国情及国人的个体差异，我国将 BMI≥24 定义为超重，BMI≥28 定义为肥胖；同时，将男性腰围≥90cm、女性腰围≥85cm 定义为腹型肥胖。

2. 超重的不良影响

《中国居民营养与慢性病状况报告（2020 年）》显示，我国超过一半成人超重或肥胖。肥胖是危害人们健康的重大危险因素，已成为值得重视的公共卫生问题。肥胖带来的危害可归纳为以下几方面：

（1）骨关节　过高体重给骨关节造成巨大的负担，加快了关节软骨的退变和丢失，并刺激骨刺的形成，导致骨性关节炎发生。腰椎和骨盆的连接部分承担着约为体重 60% 的重量（如果向前弯腰，负担会更大），肥胖者在行走及活动身体时其膝关节和腰部承受的压力较正常体重者更大。另外，肥胖者在移动身体时重心会前移，使得腰骶部及下肢负担更重。因此，肥胖的人通常行动不便，腰部及膝关节更容易受损。

（2）血管　人一旦体重超标，体内脂肪出现堆积，血管就会像管道一样生锈结块，进而发生堵塞，导致血流不畅，易患上高血压，患心脏病和卒中的概率会明显增高。

（3）肝脏　肥胖者肝脏老化非常明显，而且脂肪肝几乎和肥胖者如影随形。部分肝癌患者经历了因肥胖出现脂肪肝，进而由脂肪肝发展为肝硬化、肝癌的过程。

（4）胰腺　肥胖者几乎都合并有胰岛素抵抗，使肥胖者患 2 型糖尿病的概率明显增加，且血糖很难控制。因此，肥胖者各种糖尿病并发症的发生率明显升高。

（5）肾脏　肥胖会直接增加肾脏负担，可导致肾脏内皮细胞、足细胞及系膜细胞损伤，破坏肾小球滤过屏障，使蛋白超滤，引起肾病。

（6）心脏　肥胖导致脂肪长期堆积，心脏会被一层厚厚的白色脂肪包裹，影响心脏向全身输送血液的能力，最后可能因心脏逐渐衰竭而导致死亡。另外，肥胖者能量消耗更大，需要心脏提供更多的血液，从而进一步加重了心脏的负担。

（7）肺　腹部脂肪堆积，使膈肌抬高，肺活量明显下降，机体耐受能力降低；过多的脂肪会增加体内炎症反应，在一定程度上损害肺脏；肥胖者会导致阻塞型睡眠呼吸暂停综合征，随之带来的夜间缺氧及高碳酸血症又会给人体各个器官、组织带来更多损伤。

（8）卵巢　女性超重会影响其排卵、受孕能力及胎儿早期发育。如果是因内分泌失调引起的肥胖，女性容易患多囊卵巢综合征，使卵泡不易成熟，影响正常排卵，造成不孕。

（9）其他 肥胖影响人的外在形象，易使人产生不良心理，影响夜晚睡眠质量，在一定程度上使患癌风险增加。

总之，超重或肥胖导致人体器官负担加重，耗氧量增加；由于腹部脂肪堆积，使膈肌抬高，肺活量明显下降，机体耐受能力降低；肥胖时脊柱及四肢关节负荷加重，易引起腰背疼痛、关节变形。超重或肥胖者常伴有高血压、冠心病、糖尿病、胆囊炎、胆石症、感染、骨关节疾病、痛风等，严重者甚至失去自理能力。尽管肥胖与遗传、活动情况、环境相关，但不良生活方式是后天最主要的肥胖原因，要降低体重和总体脂，需要减少热量摄入、增加能量消耗。

3. 日常合理饮食及瘦身饮食

1）合理饮食

《中国居民膳食指南（2022）》针对 2 岁以上的所有健康人群提出 8 条核心推荐：

（1）食物多样，合理搭配 坚持谷类为主的平衡膳食模式；每天的膳食应包括谷薯类、蔬菜、水果、畜、禽、鱼、蛋、奶和豆类食物；平均每天摄入 12 种以上食物，每周 25 种以上，合理搭配；每天摄入谷类食物 200～300g，其中包含全谷物和杂豆类50~150g、薯类50~100g。

（2）吃动平衡，健康体重　各年龄段人群都应天天进行身体活动，保持健康体重；食不过量，控制总能量摄入，保持能量平衡；坚持日常身体活动，每周至少进行5天中等强度身体活动，累计150分钟以上；主动身体活动最好每天步行6000步；鼓励适当进行高强度有氧运动，加强抗阻运动，每周进行2~3天；减少久坐时间，每小时起来动一动。

（3）多吃蔬果、奶类、全谷、大豆　蔬菜、水果、全谷物和奶制品是平衡膳食的重要组成部分。餐餐有蔬菜，保证每天摄入不少于300g的新鲜蔬菜，深色蔬菜应占1/2；天天吃水果，保证每天摄入200~350g新鲜水果，果汁不能代替鲜果；吃各种各样的奶制品，摄入量相当于每天300ml以上液态奶；经常吃全谷物、大豆制品，适量吃坚果。

（4）适量吃鱼、禽、蛋、瘦肉　鱼、禽、蛋类和瘦肉摄入要适量，平均每天120~200g；每周最好吃鱼2次或300~500g，蛋类300~350g，畜禽肉300~500g；少吃深加工肉制品；鸡蛋营养丰富，吃鸡蛋不弃蛋黄；优先选择鱼。少吃肥肉、烟熏和腌制肉制品。

（5）少盐少油，控糖限酒　培养清淡的饮食习惯，少吃高盐和油炸食品；成年人每天摄入食盐不超过 5g，烹调油 25～30g；控制添加糖的摄入量，每天不超过 50g，最好控制在 25g 以下；反式脂肪酸每天摄入量不超过 2g；儿童、青少年、孕妇、哺乳期女性以及慢性病患者不应饮酒；成年人如饮酒，一天饮用的酒精量不超过 15g。

(6)规律进餐，足量饮水　合理安排一日三餐，定时定量，不漏餐，每天吃早餐；规律进餐，饮食适度，不暴饮暴食、不偏食挑食、不过度节食；足量饮水，少量多次；在温和气候条件下，低身体活动水平成年男性每天喝水 1700ml，成年女性每天喝水 1500ml；推荐喝白水或茶水，少喝或不喝含糖饮料，不用饮料代替白水。

(7)会烹会选，会看标签　在生命的各个阶段都应做好健康膳食规划；认识食物，选择新鲜的、营养素密度高的食物；学会阅读食品标签，合理选择预包装食品；学习烹饪，传承传统饮食，享受食物天然美味；在外就餐，不忘适量与平衡。

(8)公筷分餐，杜绝浪费　选择新鲜卫生的食物，不食用野生动物；食物制备生熟分开，熟食二次加热要热透；讲究卫生，从分餐公筷做起；珍惜食物，按需备餐，提倡分餐不浪费；做可持续食物系统发展的践行者。

2)瘦身饮食

饮食疗法是肥胖症治疗的基础，是在肥胖任何阶段预防和控制中必不可缺的措施。以下介绍几种常见的瘦身饮食方案：

（1）限能量膳食　限能量膳食（CRD）是指在目标能量摄入基础上每天减少能量摄入 2093～4186kJ（500～1000kcal）〔男性为 5023～5860kJ/d（1200～1400kcal/d），女性为 4186～5023kJ/d（1000～1200kcal/d）〕，或较推荐摄入量减少 1/3 总能量，其中碳水化合物占每天总能量的 55%～60%，脂肪占每天总能量的 25%～30%。CRD 是有效的体重管理方法，能够减轻肥胖者体重、减少体脂含量，进而减轻机体炎症反应、代谢综合征，减少心血管疾病危险因素，改善睡眠质量并缓解焦虑症状。CRD 是最基础也最经典的方案，适用人群广泛，安全性高，可作为减肥的首选方案。

（2）高蛋白膳食　高蛋白膳食（HPD）指每天蛋白质摄入量超过每天总能量的 20% 或 1.5g/（kg·d），但一般不超过每天总能量的 30% 或 >2.0g/（kg·d）的膳食模式。与常规蛋白质膳食相比，高蛋白膳食更能显著减轻体重、缩小腰围，而且，高蛋白类的食物能提升饱腹感，减轻饥饿感。对于大体重基数、易饥者，使用这种减肥方案比较友好，但是长期使用要注意监测肾功能。

（3）低碳水化合物饮食　低碳水化合物饮食（LCD）通常指膳食中碳水化合物供能比≤40%，脂肪供能比≥30%，蛋白质摄入量相对增加，限制或不限制总能量摄入的一类饮食。极低碳水化合物饮食（VLCD）以膳食中碳水化合物供能比≤20%为目标。生酮饮食是 VLCD 的极特殊类型。短期的 LCD 可以减轻体重、改善代谢，但会导致营养素的缺乏，对身体产生不利影响。实施 VLCD 时需额外补充维生素 A、维生素 E、维生素 B_1、叶酸、镁、钙、铁和碘等。

（4）间歇性能量限制　间歇性能量限制（IER）是按照一定规律在规定时期内禁食或给予有限能量摄入的饮食模式。IER 不仅对减重有效，且对预防代谢性疾病也具有重要作用。目前常用的 IER 方式包括隔日禁食法（每 24 小时轮流禁食）、4∶3 或 5∶2 IER（在连续或非连续日每周禁食 2~3 天）等。在 IER 的禁食期，能量供给通常在正常需求的 0~25%。IER 需在营养师的指导下进行，可达有效减重。

（5）低血糖指数饮食　血糖指数（GI）是某种食物升高血糖效应与标准食品（通常为葡萄糖）升高血糖效应之比。低血糖指数食物具有低能量、高膳食纤维的特性，可使胃肠道容受性舒张，增加饱腹感，有利于降低总能量摄入。低 GI 饮食可降低餐后血糖峰值，减少血糖波动，降低胰岛素分泌的速度和数量，从而降低餐后血糖和胰岛素应答，促进脂肪酸合成和储存，阻止脂肪动员和分解，降低游离脂肪酸水平和拮抗激素的反应，增加胰岛素敏感性，对于轻度肥胖者友好。在限能量饮食的基础上，叠加低 GI 饮食，效果更佳。

（6）终止高血压饮食　终止高血压饮食（DASH）是从美国大型高血压防治计划发展而来的膳食模式，强调增加蔬菜、水果、低脂（或脱脂）奶、全谷类食物摄入，减少红肉、油脂、精制糖及含糖饮料摄入，进食适当的坚果、豆类，从而提供丰富的钾、镁、钙等矿物质和膳食纤维，增加优质蛋白质和不饱和脂肪酸摄入，减少脂肪尤其是饱和脂肪酸和胆固醇摄入。DASH 适合于日常的健康饮食模式，不在减肥期也值得推荐。这种饮食方案不仅可以降血压，还能减重、减脂。

（7）地中海饮食　其饮食特点是以植物性食物为主，包括全谷类、豆类、蔬菜、水果、坚果等；鱼、家禽、蛋、乳制品适量，红肉及其产品少量；食用油主要是橄榄油；适量饮用红葡萄酒。地中海饮食是对于有基础疾病人群友好的减重方案，可有效降低超重或肥胖者、糖尿病和代谢综合征患者及产后女性的体重。

（8）代餐食品　代餐食品是为满足成人控制体重期间一餐或两餐的营养需要，代替部分膳食，专门加工配制而成的一种控制能量食品。它的优势在于不仅可以提供精准的能量控制、一定程度上的饱腹感等，而且在减肥前期会让你看到一定的效果，提升减肥过程的自信心。但是很多人吃代餐食品的时候体重降了下来，一旦恢复正常饮食，体重又反弹回去了。根本原因是科学的饮食习惯依旧没有养成。食用代餐食品减肥，更建议提前咨询营养师，制订有效的减肥方案，把代餐食品作为减肥中的辅助手段。同时，食用代餐食品期间最好结合复合维生素和矿物质补充剂，保证减重期间营养充足。

瘦身饮食具体实施时需注意以下几点：①要吃大量的蔬菜，每天不低于 500g，其中深色蔬菜占 1/2；水果每天不低于 250g。蔬菜和水果都是钾的良好来源。钾可以降血压，还能促进钠的排出。②吃低脂奶制品，每天不低于 300g，酸奶选无糖的。③适当摄入杂粮，杂粮也富含钾，最好占全部主食的 1/3～1/2，选择全谷物、薯类、杂豆类。④肉类优先选择家禽和鱼类。⑤选择无盐坚果，每天一小把。⑥适量吃甜食、红肉、肥肉以及动物内脏。⑦限钠，盐一日摄入量应控制在 5g 以内。⑧在进行饮食疗法的同时需增加体育锻炼，每天至少锻炼30分钟或每周至少锻炼150分钟，强度为中度到重度。

（二）各种不良姿势的肌肉失衡与自我康复方法

1. 脊柱相关问题

脊柱（图 34）作为人体的中轴，是身体的支柱，是支撑生命的大梁。脊柱上接颅骨，下达尾骨尖。正常成人的脊柱由 26 块椎骨堆叠而成（出生时为 32 ~ 33 块），分别为 7 块颈椎、12 块胸椎、5 块腰椎、1 块骶椎（由 5 块骶椎融合构成）和 1 块尾椎（由 3 ~ 4 块尾椎融合构成）。脊柱有 4 个生理弯曲，

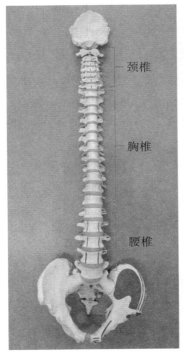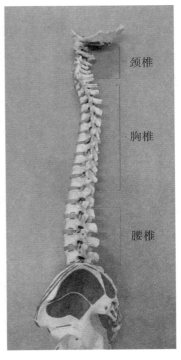

图 34　脊柱前面观与侧面观

即颈曲、胸曲、腰曲和骶曲。颈曲及腰曲向前，胸曲及骶曲向后。脊柱生理弯曲不仅可以缓冲在行走、跑步和跳跃时产生的震荡，保护脑和胸腹脏器，还有辅助维持人体重心的作用。

脊柱相关问题通常有 3 类：①纵轴面（曲度）问题，如曲度变直、骨盆前倾等。②横轴面问题，如脊柱侧弯。③脊柱整体失衡的问题，如脊柱旋移。

1）颈前探

颈前探（图 35）指颈部过度地向前伸。以肩峰为界，耳部位置如果超过肩峰可能就会有颈前探。因为电脑和手机的普及，在自然放松状态下，现代近 60% 的人都有颈前探问题。如果颈前探程度严重，颈椎曲度改变会使颈椎椎间盘压力过大、颈部肌肉变得紧张，

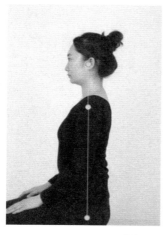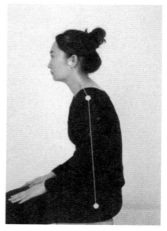

图 35　颈前探

造成颈肩部不适甚至疼痛。久而久之，会使颈椎变形，甚至会影响大脑的血液供应，出现头晕、头痛的现象；颈椎的变形还会压迫神经引起手臂麻木。

（1）原因　①坐姿不良，比如习惯弯腰驼背坐姿。②手机族，永远低头弯腰看手机（图36）。③肌群发展不均，比如健身让胸肌过强、背部肌肉过弱。

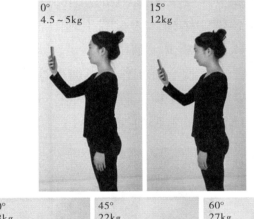

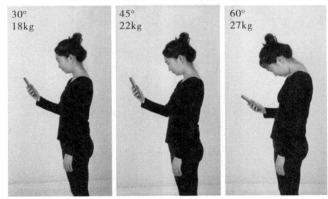

图36　不同角度下颈椎椎间盘的承重

（2）危害 ①影响气质。②产生疼痛。颈前探引起上斜方肌、肩胛提肌、胸大肌、斜角肌紧张。紧张的肌肉会造成肩颈酸痛，严重的可压迫神经、血管，引起颈椎痛、头痛和手臂麻木。③引起颈椎变形。成年人的头部重约 5kg，当颈前探看手机等电子设备时（通常呈 60°），由于杠杆和重力作用，其颈部肌肉就要承受 25kg 以上的重量，长时间承受压力会影响颈椎的结构。④影响生理。表现为呼吸不顺畅、摄入氧气减少、脑供血不足、造成大动脉和腔静脉的压迫、使心脏工作负担加重等。

（3）评估 双脚并拢，背靠墙壁，如果头部的后侧不能贴墙则可能有颈前探（图37）。

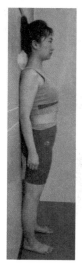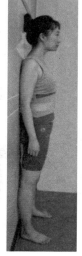

图37 评估颈前探

（4）自我康复方法　首先在日常生活中注意维持正确的身体姿势，然后可按如下方法进行锻炼。

①松解紧张肌肉

松解上斜方肌（图38）：松解右侧上斜方肌，取站立位或坐位，背部挺直，肩颈放松，头部向左侧倾，左耳找左肩，左手放于头部右侧，屈右手肘，手背贴靠背部，左手微微施力，伸展颈部右侧。用相同方法松解左侧上斜方肌。

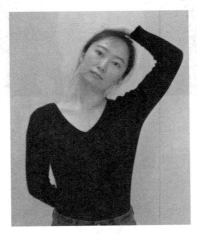

图38　松解上斜方肌

松解肩胛提肌（图39）：拉伸右侧肩胛提肌，右手背在身后，左手过头顶置于右侧耳朵上方，头向左侧侧屈，做低头姿势，同时右肩膀往下压。用相同方法松解左侧肩胛提肌。

松解胸大肌、胸小肌（图40）：左脚向前呈弓步，右手和前臂抵着门框或墙，在右肘关节分别呈小于 90°、90° 和伸直状态下，将上半身向前伸，感觉胸部有牵拉感后保持 30 秒。用相同方法松解左侧胸大肌、胸小肌。

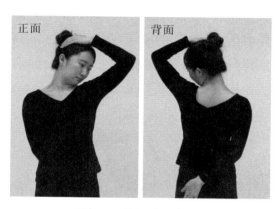

图 39　松解肩胛提肌

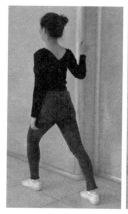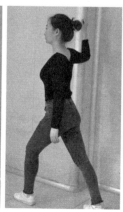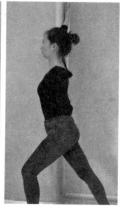

图 40　松解胸大肌、胸小肌

以上动作均停留 30 秒，重复 3 次后换对侧。

②强化薄弱的肌肉

强化颈部深处的屈肌（图 41）：站直，直视前方；下巴往里收，呈双下巴样，要感觉到后颈有一根筋在把你往上提。

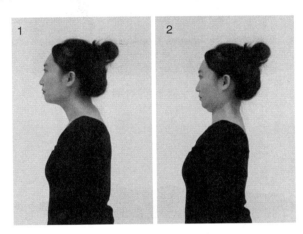

图 41　强化颈部深处的屈肌

强化斜方肌中束（图 42）：双手握住哑铃，手臂自然下垂，双脚打开比肩略宽，膝关节微曲，上半身前倾，保持腰腹收紧，背部挺直。

强化斜方肌下束（图 43）：俯卧位，手臂平举往前伸做"超人状"，两肩胛骨要保持夹紧。

强化颈部肌群、背部肌群（图 44）：俯卧位，双臂以肩关节为轴心，轻轻抬起，手臂向上的同时轻轻抬头，双肩向后向上抬起，保持 10～30 秒。

以上动作均 15 次为一组，每次做 2 组。

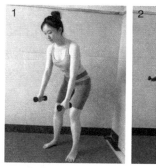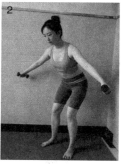

图 42　强化斜方肌中束

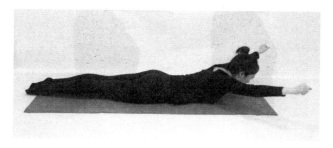

图 43　强化斜方肌下束

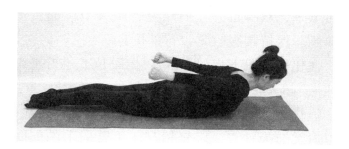

图 44　强化颈部肌群、背部肌群

③预防性训练(图 45)

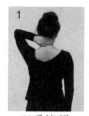
双手擦颈

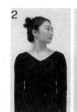
左顾右盼

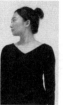
前后点头

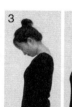
旋肩舒颈

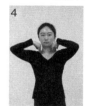
颈项争力

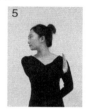
摇头晃脑

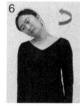
头手相抗

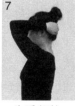
仰头望掌

图 45　颈前探预防性训练

双手擦颈：用左手掌来回摩擦颈部，口中默念 8 下后，开始捏后颈，然后换右手，这有助于颈部放松。

左顾右盼：头向左转 90°，停留 3 秒；再向右转 90°，停留 3 秒。做 8 次。

前后点头：把颈尽量向前伸，停留 3 秒；再向后仰，停留 3 秒。做 8 次。

旋肩舒颈：双手置于两侧肩部，掌心向下，两臂先由后向前旋转 20～30 次，再由前向后旋转 20～30 次。

颈项争力：左手放在背后，右手手臂放在胸前，手掌立起向左平行推出，同时头部向右看；保持几秒钟，再换另一侧。

摇头晃脑：左右、前后各 360°旋转 5 次，再反方向旋转 5 次。

头手相抗：双手十指交扣紧贴颈后，用力向前顶头颈；头颈向后用力，相互抵抗 5 次。

仰头望掌：双手上举过头，手指交叉，掌心向上，将头仰起看向手背，保持 5 秒。

2）平背

平背又称"军姿背"，是腰椎失去正常前凸弯曲、胸椎失去正常后凸弯曲而导致背部整体平直的一种身体姿态异常表现。平背发生的同时会伴有轻微的颈前探、骨盆后倾、髋关节和膝关节的超伸以及整个人的重心偏前的问题。

平背时脊柱的 S 形曲线整体趋于变直，这样减震能力降低，长此以往全身尤其是腰、背、颈部位会出现各种慢性疼痛。因为胸椎生理曲度消失，呼吸时胸廓不能很好地张开，导致呼吸容量减小，可出现胸闷、头晕头胀、昏沉乏力等。

（1）原因　①疾病，如退行性椎间盘疾病、压缩性骨折、强直性脊柱炎等。②手术，如腰椎融合手术、椎板切除术等都可能引起腰曲的消失从而导致平背体态。③多数人是由于长期的不良姿势，例如久坐、长期靠在较软的沙发上看电视，导致相关肌肉长期紧张，进一步引发骨盆后倾、腰曲减小，最终引起平背。

（2）危害　①脊柱缓冲能力下降，在行走时容易导致头颈部受到来自地面的冲击力而产生震荡。②引发腰痛、原发性神经痛、膝关节痛。③出现心悸、胸闷、气短等症状。④容易引发平直背综合征。⑤引起肋骨外翻或肋骨偏位、膈肌功能改变。⑥引起肩胛骨中间凹陷、假性翼状肩胛。

（3）治疗　大多数情况下，平背通过严格的锻炼和耐力训练足以消除症状，严重的情况下才考虑手术治疗。保守治疗包括物理治疗、脊柱推拿及适当的常规运动（包括有氧健身、负重运动和核心肌肉强化）。

（4）自我康复方法　平背状态下颈屈肌、上背伸肌、屈髋肌群力量较弱，而颈伸肌、胸肌、腹肌、伸髋肌群处于紧张状态。治疗过程中应拉伸放松紧张的肌肉，强化激活较弱的肌肉。具体如下：

颈伸肌拉伸（图46）：以右侧为例，坐于凳子或瑜伽垫上，挺胸收腹，右手压实垫子，头向左下方旋转30°，眼睛看向转头方向，左手放到枕骨下沿位置，将头向斜前方拉伸，注意保持均匀呼吸。两侧交替拉伸。

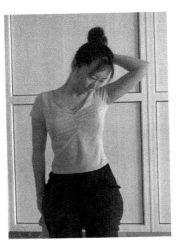

图46　颈伸肌拉伸

胸大肌拉伸（图47）：弓步姿势站立于瑜伽垫上，右侧手臂外展使手肘垂直贴于墙面，身体重心前倾，拉伸胸大肌。两侧交替拉伸。

腹肌拉伸（图48）：俯卧在地板或者瑜伽垫上，双手放于胸壁下方，伸直肘部将上半身撑起，收紧腹部。

股四头肌拉伸（图49）：站立位，左手握住左侧脚踝或脚背，使左脚后跟贴近左臀，直到感觉到大腿前部的拉伸感；保持 30 秒，然后换另一条腿。拉伸股四头肌时尽量保持身体垂直。

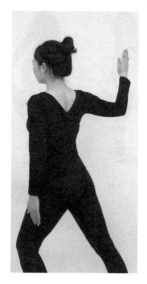

图 47　胸大肌拉伸

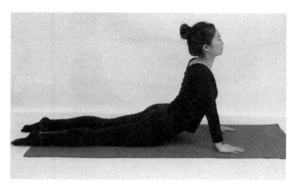

图 48　腹肌拉伸

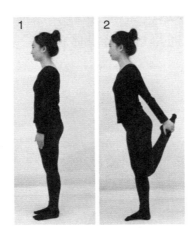

图 49　股四头肌拉伸

臀肌拉伸（图 50）：坐于垫上，左侧腿屈膝盘坐，右侧腿伸直，身体及脚背贴于垫面，拉伸臀大肌。保持 30 秒后换另一侧。

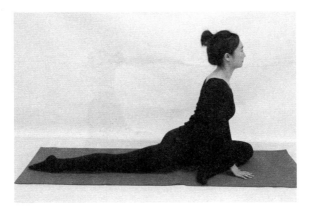

图 50　臀肌拉伸

颈屈肌力量训练（图51）：受试者盘腿坐于椅子上，辅助者手持弹力带置于受试者额头，语言提示受试者完成抗阻屈颈动作。

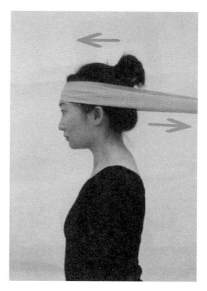

图51　颈屈肌力量训练

胸椎灵活度训练（图52）：四点支撑式跪于垫上，右手经腹下向左后下方伸展，原路返回并向右前方伸展。两侧交替训练。

背阔肌力量训练（图53）：借助凳子或与膝关节位置等高的物体，下肢呈右弓箭步，右手撑于凳子或物体上，左手持哑铃做上提运动。相同方法训练对侧背阔肌。

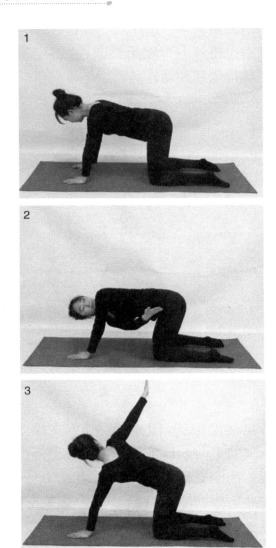

图 52　胸椎灵活度训练

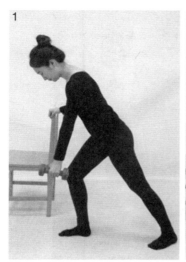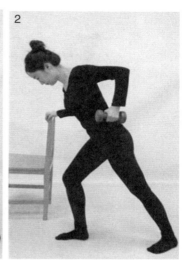

图53　背阔肌力量训练

3）驼背

驼背（图54）是一种较为常见的脊柱变形，是由于胸椎后凸所引起的形态改变，主要是由于背部肌肉薄弱、松弛无力所致。驼背是脊柱变形的外在表现，可以由长期的不良姿势导致，也可以是某种疾病的症状，如强直性脊柱炎、维生素 D 缺乏病、青年性驼背、脊柱结核等。本文重点讲长期不良姿势导致的驼背。

（1）危害　驼背不仅影响外在气质，还会引起颈、肩、腰、背痛，肺活量下降，便秘，小腹突出，以及睡眠质量差、神疲乏力等症状。

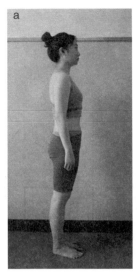 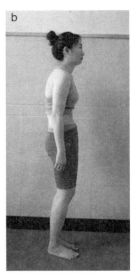

a. 正常姿势；b. 驼背姿势

图54　驼背

（2）评估　①正常体态从侧面来看，耳郭、肩峰、髂前上棘、膝关节外侧、外踝是在一条直线上的，驼背会明显看到胸椎曲度变大。②靠墙，身体呈自然状态，后脑勺、后背和双肩自然贴着墙面，如果不能贴墙就是驼背。③通过X线片可观察到脊柱的生理曲度改变。

（3）自我康复方法　①改善日常生活和工作中容易导致驼背的坐姿、站姿，避免长时间低头玩手机、看书，注意桌椅、电脑、枕头的高低要符合自身要求，不要背过重的背包及单肩包。②通过以下姿势训练进行纠正。

　　背靠墙山式站立(图55)，双脚与肩同宽，臀部、背部、肩部贴靠墙面；头部摆正，胸腔打开，腹部收紧；想象头顶正上方沿脊柱有一根绳子在向上拉，将下巴微微内收并尝试将头后侧尽量贴靠墙面。

　　收肩胛骨(图56)，屈膝90°坐位，脊背延展向上，头部位于中正位，双肩放松，手臂放体侧；双肩向后，打开胸腔，内收肩胛骨30秒，再慢慢放松背部。重复10次为一组，每天2~3组。

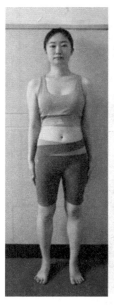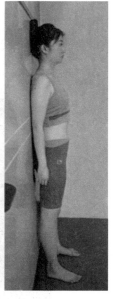

图55　背靠墙山式站立

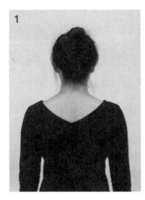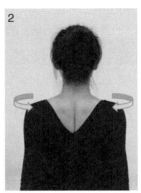

图56　收肩胛骨

　　头手相抗(图57)，站立位或坐位，背部挺直，肩颈放松；双手十指交扣放于头后侧，抗阻力伸展颈后侧，在此状态停留30秒，重复3次。

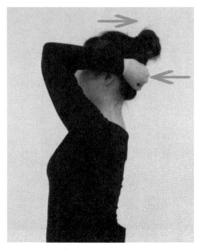

图57　头手相抗

站立位或坐位，背部挺直，肩颈放松，头摆正，水平微收下巴，头部水平后移（图58），在此停留5~10秒，再将头部还原，保持颈部延展。重复以上动作10次。

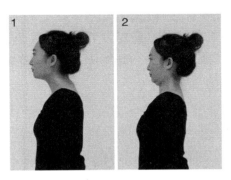

图58　收下巴

4）腰椎过度前凸

正常情况下，腰椎的生理曲度向前。但如果腰椎曲度向前太多，则称为过度前凸。过度前凸会影响下背部和颈部，导致脊柱承受过大压力，引起疼痛和不适。

（1）病因　①先天性遗传因素所致。②姿势原因，大部分是生活习惯问题，比如久坐、不良的坐姿（尤其是"葛优躺"）、坐在过软的沙发上看电视等。③女性的怀孕也是原因之一。④运动方式不恰当、训练过度、运动不足，造成腹部及腰背部肌肉力量不平衡，背肌弱可能是脊柱后凸的一个重要原因。⑤疾病原因，如腰椎术后、内固定植入物的影响等。

（2）危害　腰椎过度前凸会引起腰痛，影响患者的行走和活动，从而影响患者的日常生活和工作，慢性腰痛甚至还会造成患者严重的心理障碍。

（3）评估　侧面观察发现腰椎前凸角度增大、骨盆前倾、腰部凹陷、腰部皮肤出现褶皱，仰卧时腰部距离床面间隙增大。

（4）自我康复方法　①在日常生活中注意维持正确的身体姿势。②恢复腰椎前后肌群的平衡，拉伸放松紧张的肌肉，激活弱化的肌肉。具体方法如下：

臀桥（图59）：通过骨盆倾斜运动减少腰椎前

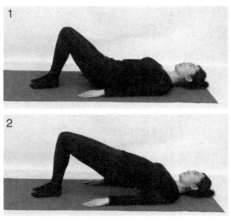

图59　臀桥

凸。仰卧在垫上，双腿屈曲与肩同宽；脚跟踩地发力将臀部抬起至大腿与身体呈一条直线；臀部抬起时呼气，臀部下落时吸气。

贴墙半蹲（图60）：背对着墙壁站立，双脚分开与肩同宽；双脚向前迈出一步并保持平行，背部、肩膀、臀部都紧贴墙壁；慢慢下蹲，直至自己能承受的最大范围。首次可保持5~10秒钟后站起，后期可根据自己的情况逐渐增加下蹲时间。

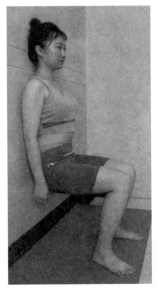

图60　贴墙半蹲

倒走：人在正常行走时，重心是往前移的，会加大骨盆前倾和腰椎前凸；倒走时重心是往后移的，可减小骨盆前倾和腰椎前凸。此方法简单、方便、效佳，但存在发生摔倒和其他意外的安全隐患。因此，倒走时应选择空旷平坦场所，穿平底舒适的鞋，且最好结伴锻炼。

5）脊柱侧弯

脊柱侧弯指脊柱在三维空间上发生的结构和形态畸形。正常人的脊柱从背面或正面看是直的，即从枕骨结节到骶骨棘的所有棘突连线从背面看呈一条直线。如果脊柱向两侧偏离了这条中轴线即为脊柱侧弯。如果脊柱侧弯 Cobb 角≥10°即需要进行脊柱侧弯矫正。根据发生的部位不同可分为胸椎侧弯、腰椎侧弯和胸腰椎联合侧弯。

（1）评估　根据棘突线来观察，患者站立，检查者用示指与中指在患者的棘突上从上向下快速压划，皮肤可见一条红线，可以此红线是否笔直判断是否存在脊柱侧弯及侧弯的部位和方向。

Cobb 角测量（图 61）：拍脊柱全长 X 线片，根据 X 线片确定侧弯范围。先确定侧弯的端椎（上、下端椎体是指侧弯中向脊柱侧弯凹侧倾斜度最大的椎体），在上端椎体上缘画一直线，同样在下端椎体的下缘画一直线，对此两直线各做一垂线，两条垂线的交角就是 Cobb 角。

（2）分类　脊柱侧弯可分为非结构性（功能性）脊柱侧弯和结构性（器质性）脊柱侧弯。

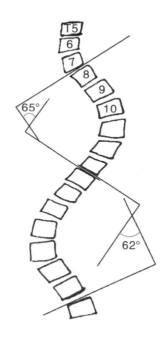

图 61　Cobb 角的测量

　　非结构性脊柱侧弯是指某些原因引起的暂时性侧弯，一旦原因去除，即可恢复正常，但长期存在者，也可发展成结构性侧弯。一般这种患者在平卧时侧弯常可自行消失，拍 X 线片，脊柱均为正常。

　　非结构性脊柱侧弯的病因：①姿势性侧弯。②腰腿疼痛，如椎间盘突出症、肿瘤。③双下肢不等长。④髋关节挛缩。⑤炎症刺激(如阑尾炎)。⑥癔症性侧弯。

结构性脊柱侧弯源于人体骨骼系统结构发生物理变化，不能通过改变体位使侧弯得到纠正。

结构性脊柱侧弯的病因：①特发性，最常见，约占总数的80%，发病原因不清楚。②先天性，是由于脊柱在胚胎时期出现脊椎的分节不完全、一侧有骨桥或者一侧椎体发育不完全，或者混合上述两种因素，造成脊柱两侧生长不对称，从而引起脊柱侧弯，往往同时合并其他畸形，包括脊髓畸形、先天性心脏病、先天性泌尿系统畸形等。③神经肌肉性，可分为神经源性和肌源性，是由于神经或肌肉方面的疾病导致肌力不平衡，特别是脊柱旁肌肉左右不对称所造成的侧弯，常见的原因有脊髓灰质炎后遗症、脑瘫、脊髓空洞症、进行性脊肌萎缩症等。④神经纤维瘤病合并脊柱侧弯。⑤间质病变，如马方综合征、先天性多关节挛缩症等。⑥后天获得性，如强直性脊柱炎、脊柱骨折、脊柱结核、脓胸及胸廓成形术等胸部手术引起的脊柱侧弯。⑦其他原因，如代谢性、营养性或内分泌原因引起的脊柱侧弯。

（3）临床表现　早期畸形不明显，常不引起注意；生长发育期始侧弯畸形发展迅速，可出现身高不及同龄人、双肩不等高、胸廓不对称；侧弯畸形严重者可出现剃刀背畸形，影响心肺发育，甚至出现神经系统牵拉或压迫的症状，如手脚麻木、四肢无力、二便排出困难等；也可有呼吸费力、咳嗽、咳痰、耐力差等表现。

（4）危害　脊柱侧弯导致脊柱变形、肩背部不平、胸廓畸形、骨盆倾斜、长短腿、姿势不良等异常形态，同时影响肢体活动度等功能；脊柱变形易引起肩背部、腰部顽固性疼痛，严重者甚至出现神经受损、神经受压、肢体感觉障碍、下肢麻木、大小便异常等症状；脊柱侧弯使胸腔及腹腔容积减小，从而影响患者的心肺及消化功能。

（5）治疗　治疗目的为矫正畸形、获得稳定、维持平衡。治疗方法包括康复治疗和手术治疗。多数非结构性脊柱侧弯及小部分结构性脊柱侧弯通过康复治疗可恢复，如经康复治疗不能改善者可行手术治疗。康复治疗包括支具疗法、运动疗法、物理疗法、牵引疗法。手术治疗包括侧弯矫形及脊柱融合等。

Cobb 角大于 40°属于严重脊柱侧弯，需行矫正手术治疗。

Cobb 角 20°~40°的侧弯属于中度脊柱侧弯，可以通过一些康复训练进行治疗，同时需要使用支具进行治疗。

Cobb 角不超过 20°的侧弯属于轻度脊柱侧弯，通过康复治疗可恢复。

（6）自我康复方法　包括改善不良姿势、改善肌力平衡、改变呼吸方式的训练。具体操作如下：

臀桥(图62)：加强脊柱的稳定性。

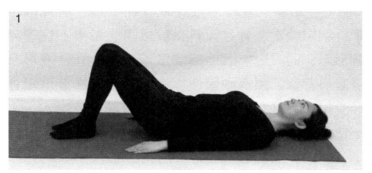

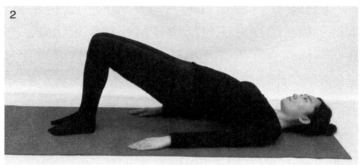

图62　臀桥

对称性训练：患者通过意识控制，保持坐位躯干姿势挺拔和对称；可在直立位做上肢外展、高举、前屈，腰背部前屈、后伸，双足交互抬起；在俯卧位锻炼腰背肌(图63)，在仰卧位锻炼腹肌及下肢肌(图64)。

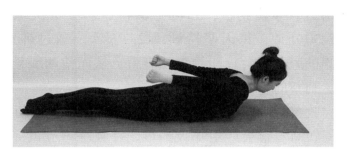

图 63　俯卧位锻炼腰背肌

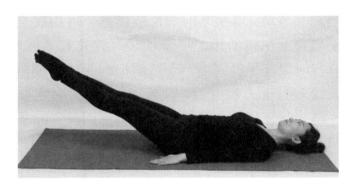

图 64　仰卧位锻炼腹肌及下肢肌

　　矫正侧弯：有意识地加强训练凸侧肌肉，减轻凹侧肌肉所产生的拮抗肌收缩反应。训练时让患者取仰卧位或俯卧位（卧位下运动可以消除脊柱的纵向重力负荷，放松脊柱各关节，增加脊柱活动度），胸段侧弯让患者凸侧的手拿重物，做上举运动；腰段侧弯则让患者凸侧的下肢在踝部负荷沙袋，做抬腿运动。进行矫正练习时，要求动作平稳缓慢，充分用力，准确到位，并至少保持 5 秒，每次练习 20 ~ 30 分钟，每天坚持训练 2 ~ 3 次。通过训练，凸侧椎旁肌将会较凹侧强壮有力，从而使两侧椎旁肌达到新的平衡。

改善呼吸运动：胸椎侧弯达 50°以上且合并椎体旋转时，常会产生呼吸困难。呼吸练习应贯穿在所有运动练习中。可按下列步骤指导患者进行胸腹式呼吸：①仰卧位，屈髋屈膝。②呼吸时有意识地限制胸廓活动。③吸气时腹部应隆起，可用视觉或用手检查，在腹部加上一个沙袋可强化腹式呼吸。④呼气时腹部尽量回缩。⑤逐渐把胸腹式呼吸相结合，缓慢的腹式吸气后（腹部隆起），胸廓完全扩张，随着呼气过程，腹部回缩，胸廓回复。⑥进行慢吸气和慢呼气锻炼，呼气时间为吸气时间的 2 倍。⑦胸腹式呼吸锻炼先在仰卧位进行，然后在坐位，最后在站立位进行。

（7）预防　脊柱侧弯是危害青少年和儿童的常见病，如不及时发现、及时治疗，可发展成非常严重的畸形，并可影响心肺功能，严重者甚至导致瘫痪，因此学龄儿童应注意保持良好的坐姿和站姿，加强肌肉锻炼。防止脊柱侧弯最关键是早发现、早诊断、早治疗。

2. 骨盆相关问题

骨盆是由骶骨、尾骨和左右两髋骨连接而成的完整骨环。骨盆在人体中是一个非常重要的结构。从架构上看，它位于身体的正中央，连接着人体的上半身与下半身。骨盆的问题，向上会直接影响脊柱，向下则会影响髋关节、膝关节。骨盆与脊椎在骶骨处通过骶髂关节相连。骶髂关节是一个微动关节，一般认为运动幅度只有 1～3mm。骨盆与股骨通过髋关节相连。髋关节是一个多轴球窝关节，有 3 个运动面的运动自由度，我们在日常生活中常做的弯腰、抬腿等都是这个关节在活动。

男性骨盆与女性骨盆比较：女性和男性的骨盆存在相当大的差异。相对于男性骨盆而言，女性骨盆更宽更浅，耻骨联合处的夹角也更大（图65）。这样的差异是为了适应女性的怀孕和生产。此外，在孕期，女性会分泌激素，使得骨盆区域的韧带和肌肉变得更加松弛。这些因素导致女性骨盆稳定面临的挑战比男性更大，这也是女性更容易出现骨盆位置异常的重要原因。

骨盆的功能：骨盆的存在对于人类有极其重要的作用，主要包括下面三部分。

①作为力学结构：骨盆是连接上半身和下半身的枢纽，也是力传导的枢纽（图66）。骨盆与脊椎通过骶髂关节相连，与下肢则通过两侧的髋关节相连。上半身的重力在骨盆处分两路从两侧向下传递。同样，地面的反作用力以相反的方向通过两侧

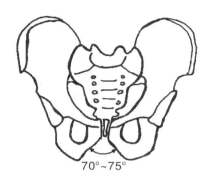

70°~75°

男性骨盆

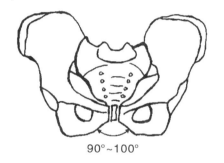

90°~100°

女性骨盆

图 65　男性骨盆与女性骨盆比较

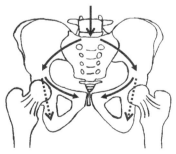

图 66　骨盆的力传导方向

髋关节经由骨盆和骶髂关节向上传递。骨盆类似半圆形的拱桥或穹隆结构能减小冲击，更有利于力的传导。在正常站立时，人体的重心位于骶骨前方3～4cm处，骨盆的位置对于重心的稳定至关重要。骨盆区域的微小变化，传导至脊椎和下肢时，会被不断放大。骨盆位置异常可能带来其他部位的更加严重的体态问题。

②为肌肉提供附着点：以骨盆为起点或止点的肌肉有80余条，这些肌肉控制了骨盆和身体其他部位的相对运动。人类很多基本活动的实现，很大程度上依赖于这些肌肉的正常工作，比如呼吸、站立、行走、弯腰等。通过给肌肉提供附着点，并在肌肉收缩和舒张时提供稳定支点，骨盆参与到了几乎所有的人类运动中。

③托住器官和婴儿：骨盆位于躯干和下肢的连接处，盆底构成了腹腔的下沿。因此，骨盆在承受器官重量和怀孕时承受婴儿重量中扮演至关重要的角色。

骨盆的运动模式：骨盆对于身体的主要作用在于支撑和稳定。一般情况下并不需要骨盆进行大幅度的运动。骨盆与脊椎和下肢连接，这些部位的运动会带动骨盆产生运动，比如步行时，脊椎固定，骨盆会随着腿部的运动而产生动作；而当我们从站立开始弯腰时，腿部固定，骨盆会随着脊椎的运动而产生动作。

骨盆中的骶髂关节和耻骨联合的运动幅度都极小，也就是说组成骨盆的两块髋骨之间的相对运动的幅度很小，这使得骨盆的运动往往是整体运动。具体来说，骨盆可以以两侧髋关节为轴心，产生前倾、后倾、侧倾和旋转等动作。骨盆的运动通过附着在骨盆上的肌肉的缩短和拉长完成，不同肌肉的收缩会引起不同的骨盆运动。

由于骨盆的特殊结构及功能，很多腰椎、脊柱、髋关节、膝关节有问题的人，都直接或间接与骨盆有一定的关系，比如常见的高低肩、长短腿、脊柱侧弯、肋骨外翻、假胯宽、X 形腿、O 形腿、膝过伸等。

1）骨盆前倾

骨盆前倾（图67）是骨盆位置偏移的病态现象，较正确的骨盆位置向前倾斜一定的角度。骨盆前倾最明显的症状是臀部后凸，腰臀比、BMI 和体重都在正常范围，小腹仍旧前凸。体态上表现为胸部、臀部凸出，乍一看"前凸后翘"，其实腹肌力量很弱。

（1）病因　日常生活中的不良姿势（如经常跷二郎腿）、久坐久站及穿高跟鞋等在不知不觉间会出现盆骨前倾，肥胖及产后也易出现骨盆前倾。

（2）危害　①骨盆支持着腹部，承托着内脏，

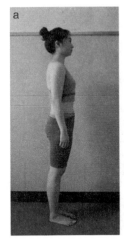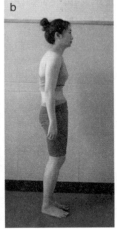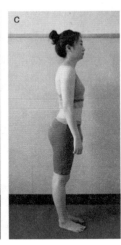

a. 正常站姿；b. 骨盆后倾；c. 骨盆前倾

图67 骨盆位置

具有保护盆腔脏器的重要功能。骨盆前倾会影响这些器官的正常形态，使子宫、卵巢和胃肠等器官的功能受到影响。②骨盆位置不对，也会影响下肢的活动，引起肌肉的衰退，脂肪就会堆积起来，造成下肢肥胖、小腹突出、内脏下垂。③骨盆前倾时，腰椎过度前凸，破坏了脊柱的正常生理曲度，长此以往容易导致腰痛，严重时还会导致肩颈酸胀。④骨盆前倾时，髂腰肌和竖脊肌长期处于紧张、僵硬的状态，容易造成慢性疲劳。

（3）评估 找一个平整的墙面，自然站立，将头、肩、臀部及脚跟贴于墙面，用手粗测腰与墙面的距离(图68)。正常人腰与墙面的距离可以容纳手掌。若患者腰与墙面的距离可以容纳一个拳头,就可判断为骨盆前倾;若两者之间的距离小于一个手掌的厚度,那么就可以判定为骨盆后倾。

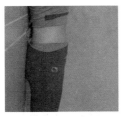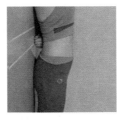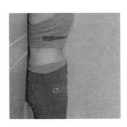

图68 骨盆前倾与后倾的评估

注:从左向右依次为正常、骨盆前倾、骨盆后倾。

骨盆前倾的活跃肌群主要是竖脊肌、髂腰肌、股直肌。这些肌肉处于紧绷活跃状态,极易出现活动性损伤。而它们的对抗肌群是臀部、大腿后方肌群以及腹部肌群,例如臀大肌、臀中肌、腘绳肌等,这些肌肉处于无力被牵拉的状态。

(4)自我康复方法 ①避免久坐,每隔45分钟应起来活动活动筋骨,尽量减少久坐带来的危害。②纠正不良体态,坐着的时候,尽量坐在椅子前1/3的位置,保持腰背挺直,小腿垂直于地面,不要弯腰或探头;站立时,挺胸抬头,核心肌收紧,目视前方。③康复训练原则是拉伸放松紧张肌群,强化薄弱肌群,即拉伸髋部屈肌和下背部肌群,强化腹部、臀部、大腿后侧肌群。可按以下方法进行锻炼：

放松髂腰肌（图69）：保持背部挺直，一侧腿向前弓步，另一侧腿向后伸，膝关节贴于地面，感受大腿的拉伸。保持30秒后换另一侧，5～10次为一组。

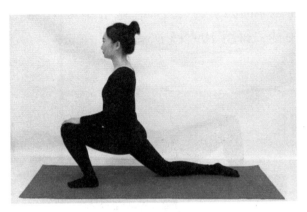

图69 放松髂腰肌

放松竖脊肌（图70）：保持收腹，臀部坐于足跟之上，双手向前延伸，感受后背肌肉的拉伸。维持20～30秒，每组5～10次。

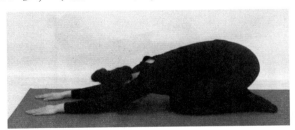

图70 放松竖脊肌

臀桥(图71)：双脚支撑地面，用臀部及大腿后部的力量将肩、髋、膝抬成一条直线。上抬身体时呼气，再平静呼吸。保持 30 ~ 40 秒，每组 10 ~ 15 次。

卷腹(图72)：双腿弯曲平躺于地面，腹部发力将上半身抬起约 45°，注意脖子不要发力。维持 20 ~ 30秒，每组 10 ~ 15 次。

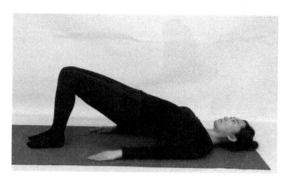

图71　臀桥

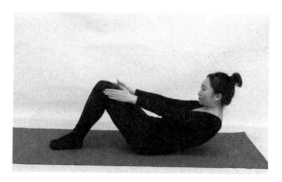

图72　卷腹

2）骨盆后倾

骨盆后倾时，耻骨的上端会向后，而耻骨的下端会向前。腰椎前凸角度变小，胸椎下端接近腰椎的位置也会比较直，肩胛骨突出，侧面看起来是一个含胸驼背、挺髋、臀下垂的站立姿态，看起来很没有精神（图67）。

（1）病因　骨盆后倾是多种后天因素所造成的，大部分是生活习惯问题，比如久坐、不良的坐姿（尤其是"葛优躺"）、运动方式不恰当、训练过度、缺乏运动、坐在过软的沙发上看电视等。

（2）危害　①骨盆后倾者常伴有驼背、含胸、臀下垂体态，为了保持平衡人体重心会前移，重心前移会使得膝关节负重增加，磨损及受伤的概率也增加。②骨盆后倾时腰椎曲度变小，为了让身体保持平衡，胸椎曲度增加，形成驼背；胸椎曲度改变使得肋骨之间的间隙减小，肺部活动空间减小，于是就会出现胸闷、呼吸困难等症状；驼背往往还带有颈前探，诱发颈椎病。③骨盆后倾时腰椎曲度会变小，腰椎减震能力降低，腰椎和腰椎周围的肌肉长期处于疲劳状态，腰部更容易受伤并产生腰痛。④影响盆腔脏器的正常功能，容易出现内分泌和泌尿系统相关症状，引发女性痛经、宫寒、四肢发凉，男性阳痿等。

（3）评估　方法见骨盆前倾（图68）。

（4）自我康复方法　①改善日常生活中的不良姿势。②以松解腘绳肌、臀大肌及腹肌，强化屈髋肌及腰背肌为主。此外，骨盆后倾时大多数患者会出现胸椎后凸的代偿姿势，因此在矫正时也要重视对胸椎的处理。具体操作如下：

牵拉松解腹肌的练习（图73）：身体前侧拉伸。

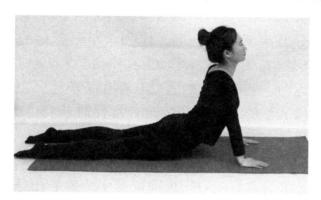

图73　身体前侧拉伸

加强髂腰肌的练习：仰卧蹬车（图74）、仰卧抬腿（图75）、抬腿屈髋（图76）等。

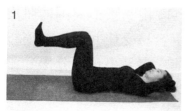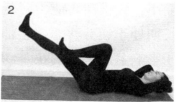

图74　仰卧蹬车

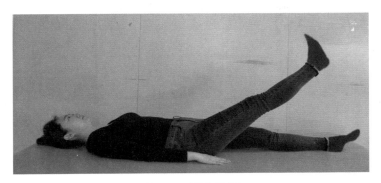

图 75　仰卧抬腿

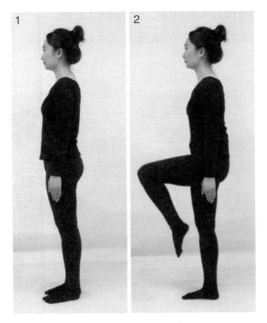

图 76　抬腿屈髋

加强腰背部肌肉的练习：见图77。

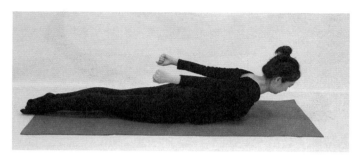

图77　加强腰背肌

放松和拉伸腘绳肌、臀大肌的练习（图78）：用球或泡沫轴按摩放松臀部及大腿后侧肌群。

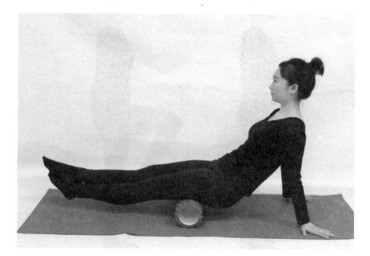

图78　放松和拉伸腘绳肌、臀大肌

"划船"，加强斜方肌和菱形肌：见图79。

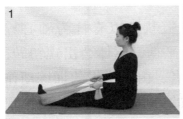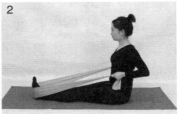

图 79　加强斜方肌和菱形肌

放松胸肌（图 80）：两侧分别拉伸放松或同时拉伸放松。

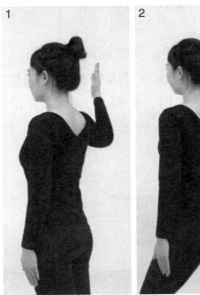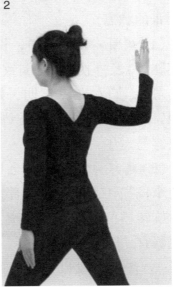

图 80　放松胸肌

3)骨盆旋转

骨盆旋转是指骨盆在冠状面以脊柱为轴心旋转。为了维持身体躯干的平衡，躯体会出现扭转，常见于运动员、健身爱好者，由于错误的训练动作导致身体两侧、上下肌肉的力量不平衡，从而出现骨盆旋转。

骨盆旋转是以腰椎为中心旋转，即单侧骨盆做内旋和外旋，以腰部为中心扭转躯干的动作。主要由臀大肌、臀中肌、臀小肌、短外旋肌、阔筋膜张肌形成力线，向对侧旋转。旋转一侧的这些肌群处于紧张的状态。

（1）病因　慢性劳损、长时间的姿势不良（如跷二郎腿等）及外伤（如滑倒致某侧臀部挫伤或骨盆受撞击等）；妇女在更年期、妊娠、分娩后骨盆韧带松弛，若长时间的坐卧姿势不良或有轻度扭挫伤，则更容易发生骨盆旋转。

（2）危害　骨盆旋转会导致神经、肌肉、韧带出现牵拉损伤；同时，常伴随着脊柱侧弯，会导致椎体旋转错位、椎间隙变窄；严重者甚至扭转挤压内脏器官。

（3）评估　以最自然的站姿站立，观察两侧髂前上棘的前后关系，若不一致，说明存在骨盆旋转。

（4）自我康复方法

①骨盆重建：松解相关肌肉，使其回归原本的位置。

第一步（图81）：仰卧位，屈髋屈膝，将左手置于同侧膝关节外上方，右手置于另一侧膝关节的前方（或后方），右腿抗阻力往回收，左腿抗阻力向下蹬。该动作保持15秒后放松，左右交替进行，做5次。

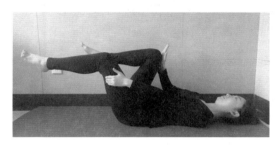

图81　右腿抗阻力往回收，左腿抗阻力向下蹬

第二步（图82）：双手放在膝关节两边，膝关节抗阻力往两边打开。保持15秒后放松，重复5次。

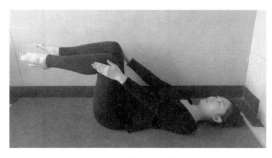

图82　膝关节抗阻力往两边打开

第三步(图83):双手握拳,合起放到膝关节内侧,膝关节用力往中间夹(即抗阻力内收)。保持15秒后放松,重复5次。

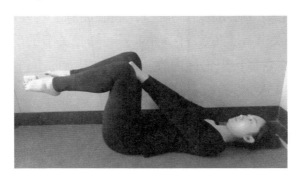

图83　膝关节抗阻力内收

②纠正骨盆旋转

站姿骨盆扭转(图84):站立位,脚尖朝前,两脚与肩同宽;将骨盆左转(会感到左侧的腹股沟和大腿前有明显的拉伸感,同时右侧臀部外侧偏上的位置也会有拉伸感);转到最大程度时保持20秒,然后再向右转。左右交替进行,每次争取多转一点,重复进行5次。

盆髋滑行(图85):仰卧位,屈髋屈膝,双脚踩在地上,双手置于髂前上棘处往下压(其目的是不让髂前上棘上翘,同时确保两边平行);然后勾起一侧脚尖,让脚向前滑行,直至腿部伸直(做该动作时要感受核心肌发力,同时大腿后侧也要发力);

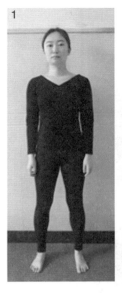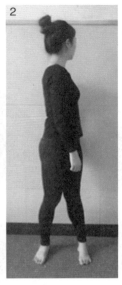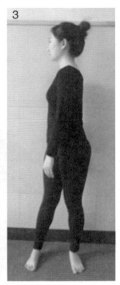

图 84　站姿骨盆扭转

保持腿部伸直 15 ~ 20 秒，然后放松，腿收回至起始位，换另一侧下肢继续以上操作。做 5 个循环。

臀桥改良版（骨盆起桥）（图 86）：仰卧位，屈髋屈膝各 90°，双腿与肩同宽，双脚用力蹬住墙面，双手置于地面保持稳定；然后骨盆后倾，配合脚跟蹬墙，将臀部抬起，尽量往高抬（最终目标是使膝关节、骨盆、肩连成一条直线），维持 10 ~ 15 秒。抬起时多数患者骨盆会一边往下塌，此时可用手将其抬上去，让骨盆保持水平。

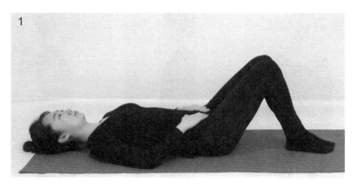

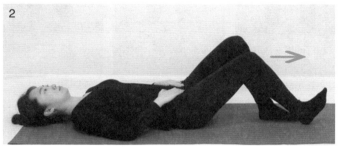

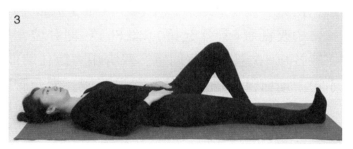

图 85　盆髋滑行

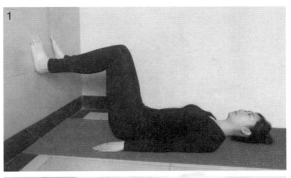

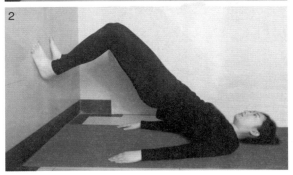

图 86　臀桥改良版

　　熊爬(图 87)：手膝跪位，膝下垫毛巾，双手与肩同宽，双膝与髋同宽，低头收起下巴；用脚尖撑地，然后手和腿发力将膝关节抬起，使腿伸直，保持 10 ~ 15 秒后放松，重复 5 次。如果抬起时膝关节高度不一，可做调节使膝关节保持同一高度。

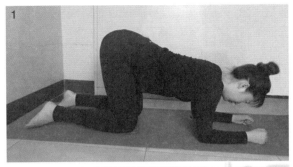

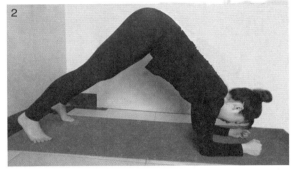

图 87　熊爬

靠墙抬髋（图 88）：仰卧位，屈髋屈膝各 90°，双腿与髋同宽，双脚用力蹬住墙面，骨盆后倾，让下背触地；然后轻微抬起臀部（下背仍平贴在地上），如果是骨盆右侧旋转，则左脚使劲向墙面蹬，右脚向天花板抬（如果是骨盆左侧旋转，则右脚使劲向墙面蹬，左脚向天花板抬）。保持 10～15 秒后放松，重复 5 次。

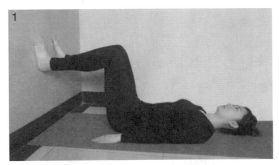

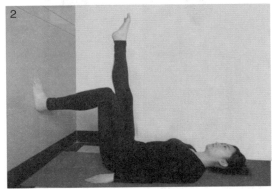

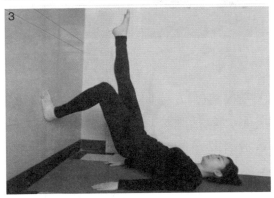

图 88　靠墙抬髋

4）骨盆侧倾

骨盆侧倾是骨盆左右高低不同（图89）。骨盆侧倾往往伴随身体其他关节在冠状面（即左右）的代偿，比如长短腿、高低肩、髋内外旋、膝内外翻等。

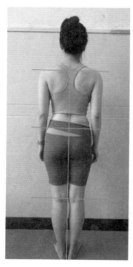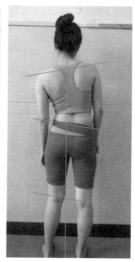

图89　骨盆侧倾

（1）病因　可能与日常的坐姿、坐卧、行走有直接的关系，包括睡姿以及跷二郎腿，还有习惯性单边负重或者是单腿站立，都会引发骨盆侧倾。

（2）危害　骨盆侧倾常常伴随着脊柱侧弯、长短腿、高低肩等问题。骨盆侧倾抬高侧腹外斜肌、腹内斜肌、腰方肌、竖脊肌、腰大肌紧张；对侧臀中肌、臀小肌紧张，腹肌被拉长。长期的肌肉紧张很容易导致肌肉疲劳和韧带拉伤。

（3）评估　触摸并标记两侧髂前上棘（骨盆髂嵴的最前侧）的位置，观察在正常站立时这两点的高度是否一致。

（4）自我康复方法　纠正日常生活中的不良姿势；拉伸放松抬高侧腹外斜肌、腹内斜肌、腰方肌、竖脊肌、腰大肌，同时强化对侧同名肌肉。具体操作如下：

①拉伸抬高侧相关肌群，强化对侧肌群：如图90。

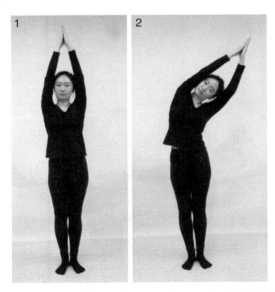

图90　拉伸抬高侧相关肌群，强化对侧肌群

②泡沫轴放松抬高侧腰背部肌群：如图 91。

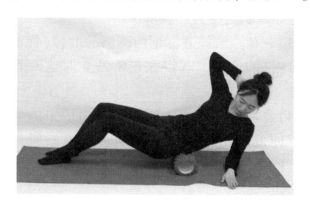

图91　泡沫轴放松抬高侧腰背部肌群

③激活抬高侧臀肌——俯身侧抬腿：如图 92，四点支撑；抬高一侧腿，再抬高另一侧。30 次为一组，做 2 ~ 3 组。

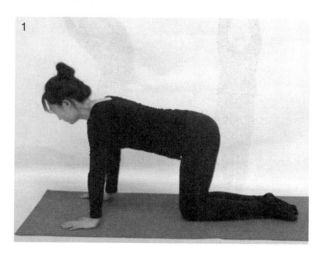

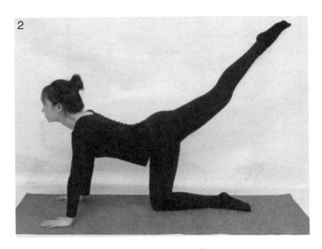

图92　俯身侧抬腿

④侧卧强化降低侧腰背部肌：如图93，侧方抬腿。

⑤鸽子式：如图94，作为拉伸放松，持续60秒。

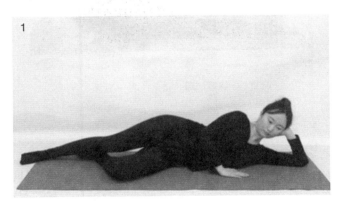

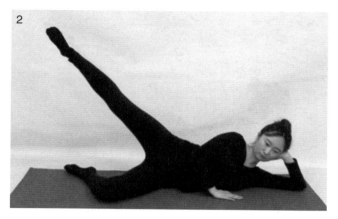

图93 侧方抬腿

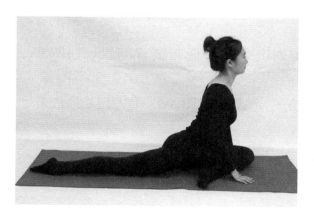

图94 鸽子式

3. 关节相关问题

1）肩内扣

肩内扣又称圆肩、含胸（图95），是指双肩向前弯曲向内扣，胸部内缩，双侧肩部向内收缩，这是一种病理姿势。圆肩多与驼背、颈前探、凸腹等问题伴行，长期的圆肩、驼背、颈前探，不仅影响美观，严重的可导致肩颈疼痛、颈椎病、头痛、胸闷和手臂麻木。

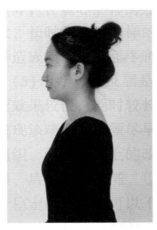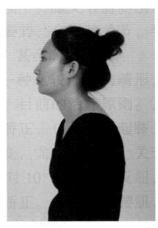

图95　正常肩与圆肩

（1）病因　长期坐在计算机前的上班族，或是一天到晚玩手机的低头族，因为颈部长期过度用力，姿势不良，导致胸部肌群(如胸大肌、胸小肌)及后颈部肌群(如上斜方肌)习惯用力，太过紧绷，进而使得肩胛骨外展和肱骨过度内旋，产生肩内扣；也见于健身过程中只练胸肌不练背肌的情况。

（2）危害　圆肩时胸大肌、胸锁乳突肌紧张，背部的菱形肌和肩部的三角肌后束呈拉长变弱状态，肌肉长期处于不平衡状态，容易导致颈椎病、肌腱炎、肩夹挤症候群等。

（3）评价　从侧面看肩峰在耳垂连线之前，肩部有内旋的现象，通常与颈前探和驼背一起出现。

（4）自我康复方法　①注意日常生活及工作中的坐姿、站姿，避免长时间低头玩手机、看书，注意桌椅、电脑、枕头的高低要符合自身要求，不要背过重的背包及单肩包。②拉伸紧张的肌肉，强化薄弱的背肌。矫正动作如下：

动作1（图96）：背靠墙山式站立，双脚同肩宽；臀部、背部、肩部贴靠墙面；头部摆正，胸腔打开；想象头顶正上方沿脊柱有一根绳子，这根绳

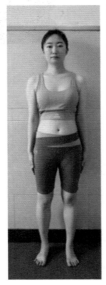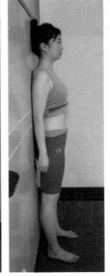

图96　背靠墙山式站立

子向上拉伸，感觉颈后侧伸展；再将下巴微微内收向枕骨下侧区域，尝试将头后侧尽量贴靠墙面；保持山式靠墙、脊柱延展，停留1分钟。

动作2（图97）：仰卧，肩颈放松，头部中正位；枕骨下侧放置按摩球（或网球），头部缓慢左右摆动，用按摩球放松枕下肌群5分钟。

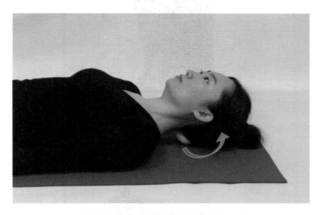

图97　按摩球放松枕下肌群

动作3（图98）：站立位或坐位，背部挺直，肩颈放松；双手十指交扣放于头后侧，抗阻伸展颈后侧。在此停留30秒，重复3次。

动作4（图99）：站立位或坐位，背部挺直，肩颈放松；头部向左侧倾；左手放于头部右侧，微微施力，伸展颈部右侧。停留30秒，重复3次后换对侧。

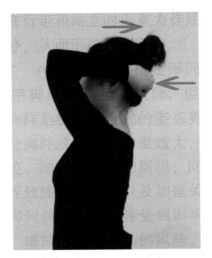

图 98　抗阻伸展颈后侧

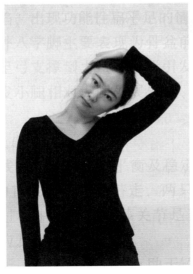

图 99　伸展颈部右侧

动作 5（图 100）：站立位或坐位，背部挺直，肩颈放松；头部侧倾向后，微抬下巴；用手指轻捏住胸锁乳突肌，沿着它上下轻轻提拉着捏揉放松。左右交替进行。

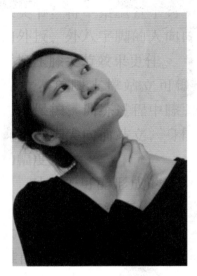

图 100　放松胸锁乳突肌

动作 6（图 101）：侧身、弓步（左脚在前）站于门框旁；屈右肘 90°，右小臂与门框平齐；右小臂、右掌心轻推门框，伸展右侧胸肌 30 秒，换对侧。

动作 7（图 102）：仰卧屈双膝，脚掌踩地；头部中正，鼻尖指天空，双肩放松；颈部屈曲向上抬起，同时右手臂触左膝；停留 5 秒后再慢慢还原头部及手臂，换对侧。重复 10 次为一组，每天 2~3 组。

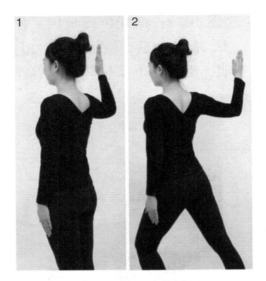

图 101　伸展右侧胸肌

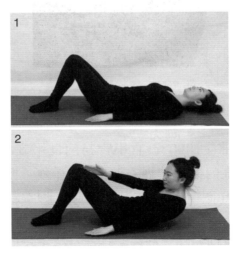

图 102　颈部屈曲向上抬起

动作8(图103):屈膝90°坐位,脊背延展向上;头部中正,双肩放松,手臂放体侧;双肩向后,打开胸腔,收肩胛骨10秒,再慢慢放松背部;重复10次为一组,每天2~3组。

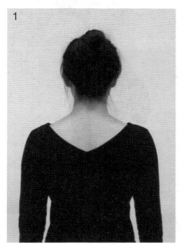 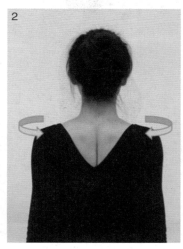

图103 收肩胛骨

动作9(图104):站立位或坐位,背部挺直,肩颈放松;头摆正,水平微收下巴,头部水平后移,在此停留10~30秒,再将头部还原,保持颈部延展。重复以上动作10次。

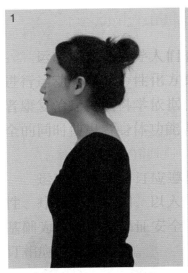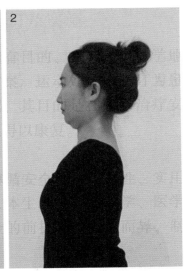

图104　水平微收下巴

2）网球肘

肱骨外上髁炎也称网球肘，是前臂伸肌起点特别是桡侧腕伸短肌的慢性损伤。肱骨外上髁局限性压痛及腕伸肌紧张试验（Mills 试验）阳性是其特征性表现。疼痛可放射至上肢，且常伴随手部与腕部活动受限，严重影响患者的正常生活。

网球肘发病缓慢，主要表现为肘关节外上方活动痛，尤其是前臂旋转、腕关节主动背伸时，疼痛更为明显，疼痛有时可向上或向下放射；手不能用力握物；肱骨外上髁处有局限性压痛点。少数患者在阴雨天时疼痛加重；轻症患者症状时隐时现，可自然痊愈；重症患者症状会反复发作，呈持续性疼痛。

网球肘的发生与上肢反复用力、肌腱过度牵拉损伤有关，桡侧腕短伸肌起点的微撕裂也是本病的病因。

（1）诊断　①多见于特殊工种或职业，如砖瓦工、网球运动员或有肘部损伤病史者。②肘外侧疼痛，疼痛呈持续渐进性发展，做拧衣服、扫地、提壶倒水等动作时疼痛加重，常因疼痛而致前臂无力、握力减弱，甚至持物落地，休息时疼痛明显减轻或消失。③肘外侧压痛，以肱骨外上髁处压痛明显，Mills试验阳性。

Mills试验：患者取坐位或站立位，肘关节伸直，前臂旋前同时被动屈腕，观察是否出现肱骨外上髁处疼痛。此为判断肱骨外上髁炎的检查方法。

（2）治疗　急性期的治疗目标是减轻炎症反应和疼痛，促进组织愈合，延缓肌肉萎缩。亚急性期的治疗目标是提高肌肉柔韧性，增强肌肉力量和耐力，改善肘关节功能性活动并恢复功能状态。慢性期的治疗目标是增加肌肉耐力和肌肉力量，维持并提高肘关节灵活性，逐渐恢复高水平运动活动。

急性期治疗措施：①注射治疗，包括封闭注射、盐酸青藤碱注射、自体血小板富集血浆注射等。②理疗，包括体外冲击波、超声波、超短波、旋磁治疗等。③中医疗法，包括针刺、艾灸、中药敷贴等。④避免致痛动作(如抓握动作)。

亚急性期及慢性期治疗措施：①理疗，包括体外冲击波、超声波、超短波、旋磁治疗等。②重点加强协同肌和拮抗肌的力量练习(着重练习受累肌或肌群，如腕关节伸展和屈曲练习、前臂旋前和旋后练习)。③肩关节力量性锻炼。④肩关节与肘关节灵活性练习。⑤锻炼后立即进行冷疗。⑥逐渐恢复肘部肌肉的力量训练。⑦逐渐恢复原来诱发疼痛的活动。

(3)预防　①进行体育运动前，要做好充分的准备活动。②长期体力活动较少的人，应注意避免突然的肘部过度活动。③从事反复伸屈肘关节工作的中老年人，应注意劳逸结合，适度进行有针对性的锻炼。④有网球肘病史的患者要防止肘部吹风、着凉，避免过劳，以免复发。⑤加强手臂、手的力量练习和柔韧练习，需要消炎止痛治疗可以外敷。⑥练习时应注意运动的强度要合理，不可使手臂过度疲劳。⑦平时电脑打字、料理家务前要充分做好热身运动，特别是手臂和手腕的内旋、外旋、背伸练习。⑧必要时使用弹力绷带和护肘。⑨合理膳食，均衡营养，增强身体的抵抗力。

3)鼠标手

腕管综合征又称鼠标手，是由各种原因引起腕管内压力增加使正中神经被压迫造成其所分布区的拇指、示指和中指麻木、疼痛及运动障碍，甚至鱼际肌萎缩。使用鼠标时，腕关节长时间保持背伸状态，易导致腕管压力增高，压迫正中神经引起相应症状，故又称鼠标手。

腕管综合征常见于一些从事和手部反复活动有关职业的人，如家庭妇女、厨师、经常用计算机的人、老师等，可以通过典型症状及体征、肌电图、超声检查来诊断。症状轻、病程短的患者可采用非手术治疗（局部固定、筋膜松解、注射药物等），症状比较重的患者需采用腕横韧带松解手术治疗。

（1）诊断　①最常见的表现为手部麻木、针刺感或疼痛，主要分布在拇指、示指、中指；有时可有手部无力、酸胀，手活动笨拙等；半夜常因手麻而影响睡眠，稍活动后好转。②上述区域感觉减弱或消失；拇指外展、屈曲和对掌肌力减弱；屈曲手腕部时（如做家务、骑车、看报纸、用鼠标）麻木或疼痛加重。③严重者手部无力，可见大鱼际处肌肉萎缩。④腕掌屈试验（Phalen 试验）和神经干叩击试验（Tinel 试验）均阳性。

腕掌屈试验（Phalen 试验）（图 105）：腕关节极度掌屈，1 分钟后，自觉拇指、示指、中指以及环指的外侧 3 个半手指麻木加重者为阳性。

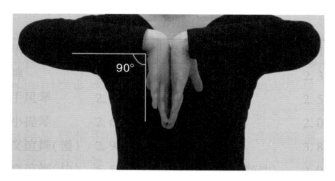

图 105　腕掌屈试验

　　神经干叩击试验（Tinel 试验）（图 106）：用手指轻叩腕部，如出现拇指、示指、中指以及环指的外侧 3 个半手指麻木为阳性。

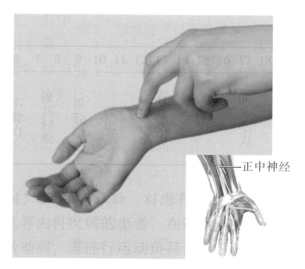

正中神经

图 106　神经干叩击试验

（2）治疗　腕管综合征的治疗目的是消除水肿、消除压力、缓解疼痛、恢复运动功能。

一般治疗：①发病早期用非甾体抗炎药（NSAID）使症状减轻或完全消失。若数周后无效，可用醋酸氢化可的松腕管内封闭治疗。②正中神经损伤者可口服或腕管注射维生素 B_{12}、维生素 B_6 等，同时注意保持手腕中立位，避免手腕过度活动。

物理治疗：①早期治疗，如超短波、微波、紫外线疗法等。②后期治疗，如直流电药物离子导入疗法（5%～10%碘化钾导入）、超声波疗法、石蜡疗法、音频疗法、红外线疗法等。③按摩治疗。④放松手及腕部肌肉的锻炼，如握拳和放松的动作，双手交叉环转，缓慢屈伸手腕，完全合手掌晃动。

手术治疗：对症状比较严重、大鱼际肌明显萎缩者，采用腕横韧带切开术或内镜下切断术。术后腕中立位夹板制动 1～2 周，允许手指屈伸活动，制动解除后进行屈腕功能活动。

（3）自我康复方法　①及时休息，每隔 30 分钟至 1 小时可以轻轻拉伸和屈曲手与手腕，使手腕得到放松。②调整坐姿，保持手腕水平，养成良好的坐姿习惯。日常生活中注意手和手腕的姿势，避免将手腕经常屈曲或背伸。③保持手部温暖。寒冷环境下工作更有可能加重症状，因此要保持手部温暖，如洗碗和洗衣服时可添加热水。④如果有条件，夜间休息时可以佩戴护腕使腕部保持中立位。
⑤适当进行手部练习（图107），可防止肌腱和正中
神经粘连，减少腱鞘水肿，改善静脉回流，从而降
低腕管内的压力。

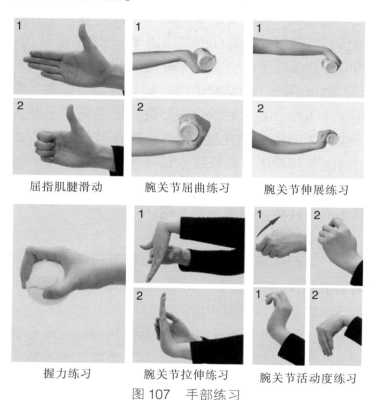

屈指肌腱滑动　　腕关节屈曲练习　　腕关节伸展练习

握力练习　　腕关节拉伸练习　　腕关节活动度练习

图107　手部练习

（4）预防　①防止手腕过度屈伸，避免腕关节
过分用力或停留在某一位置上时间过长。②长期腕
关节用力者，注意腕部保健和休息。

4）妈妈手

桡骨茎突狭窄性腱鞘炎是桡骨茎突处拇长展肌腱和拇短伸肌腱在腕背鞘管处发生疼痛、肿胀，引起的无菌性炎症。

桡骨茎突狭窄性腱鞘炎是最常见的腱鞘炎，好发于长期、快速、用力使用手指和腕部的中老年妇女、轻工业工人和管弦乐器演奏者，如织毛衣、洗衣、书写文稿、打字、操作电脑、练习或演奏管弦乐等动作，又有"妈妈手""游戏指"等别称。另外，先天性肌腱异常、类风湿关节炎、产后及病后虚弱无力的患者更易发生本病。

随着智能手机及网络的普及，人们使用手机的频率越来越高，时间也越来越长。高频率、长时间使用手机可能会导致手部关节、肌肉、韧带的损伤，长此以往将使人患上桡骨茎突狭窄性腱鞘炎。

（1）诊断　①病史：多见于中年、手工操作者，女性多见；起病缓慢，也可突发。②体征：桡骨茎突处局限性疼痛，可向手及前臂放射，拇指无力，伸拇受限，伸拇及腕尺偏时症状加重；桡骨茎突处可触及结节，似骨性隆起，有明显的压痛。③握拳尺偏试验（Finkelstein 试验）阳性（图108）：拇指屈曲握于手掌内，腕尺偏，桡骨茎突处疼痛加剧。④辅助检查：必要时可行 X 线或彩超检查，明确有无骨异常或滑膜炎。

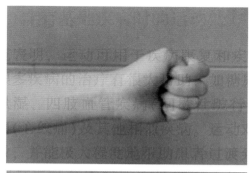

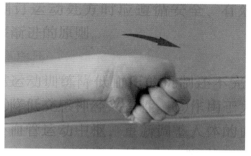

图 108　握拳尺偏试验

（2）治疗　①局部制动，急性期可以采用外固定支具固定患肢，减少局部活动，缓解肌腱在腱鞘内的摩擦，达到治疗目的。②局部外用药物，包括扶他林乳膏或氟比洛芬巴布膏。③冰敷，急性疼痛且有红肿、发热症状时可采用冰袋敷于疼痛部位，可减轻肿胀，降低痛阈。每隔 2 小时冰敷 10～15 分钟，冰敷时可用毛巾隔一下，以免冻伤皮肤。④理疗，包括超声波治疗、超短波治疗、温热疗法、旋磁疗法、体外冲击波治疗等。⑤肌内效贴局部贴扎消肿止痛。⑥中医药治疗，包括针刺、艾灸、中药外敷、中药熏蒸、针刀等。⑦局部封闭治疗可用盐酸青藤碱或利多卡因。⑧保守治疗无效者可行手术治疗松解腱鞘。

（3）自我康复方法　疼痛缓解期可进行以下动作的练习（图109）。

①反向拉伸：掌心朝前，五指自然打开；用拇指碰触小指，并保持这个姿势6秒钟，再放松。一次做10组。

②手腕被动伸展：一手抓住另一只手指尖，行手腕屈伸活动；屈伸交替做15组。

③手腕负重屈曲：掌心向上，手握一瓶饮料或哑铃；匀速向上用力使腕关节屈曲，然后缓慢放松回到原位，根据自己练习的情况可以适当增加哑铃重量。练习时，每天3组，每组10次。

④手桡侧侧倾伸展：前臂平放（此动作也可在负重下进行，如手握一个罐头或小哑铃），肘关节得到支撑，大拇指朝上；手腕向桡侧侧倾，拇指抬向天花板，然后缓慢地降低至原来位置。做2组，每组15次左右，整个过程不要移动前臂。

⑤手腕负重伸展：掌心向下，手握一瓶饮料或哑铃；匀速向上用力使腕关节背伸，然后缓慢放松回到原位；根据自己练习的情况可以适当增加哑铃重量。练习时，每天3组，每组10次。

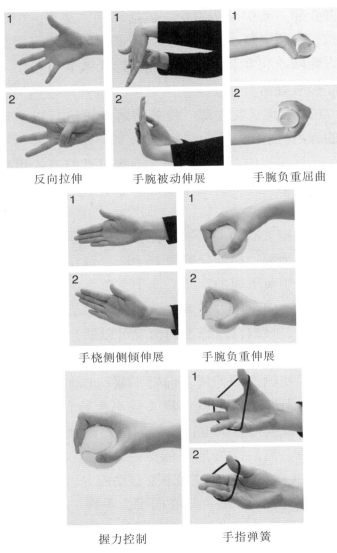

反向拉伸　　　　　手腕被动伸展　　　　手腕负重屈曲

手桡侧侧倾伸展　　　手腕负重伸展

握力控制　　　　　　手指弹簧

图 109　自我康复练习

⑥握力控制：手握住橡皮球或橡皮圈，用力抓紧，并维持姿势不动。每天3组，每组10次，每次坚持5秒钟。

⑦手指弹簧：将一个橡皮筋套在五个手指上，均匀用力打开五指，然后慢慢释放压力。做2组，每组15次左右。

（4）预防　①注意手指、手腕的正确姿势：在进行洗衣、做饭、织毛衣、打扫卫生等家务劳动时，要注意手指、手腕的正确姿势，不要过度弯曲或后伸；提拿物品不要过重；手指、手腕用力不要过大。②工作时间不宜过长：连续工作时间不宜过长，工作结束后，要揉搓手指和手腕，再用热水泡泡手。③注意保暖：冬天洗衣服时，最好用温水；下雪后扫雪，也要戴上棉手套，防止手部受寒。④采用正确的工作姿势：对于长期伏案办公的人员来说，应采用正确的工作姿势，尽量让双手平衡，手腕能触及实物，不要悬空。⑤适当运动：腕关节做旋转运动或将手掌用力握拳再放松，来回多做几次；将手指或手掌反压几下，都可以有效缓解手部的酸痛。⑥洗澡或热敷：感觉身体关节疲劳时可以泡个热水澡，放松一下紧绷的肌肉，或是在酸痛的部位进行热敷。

5）膝内翻

膝内翻是下肢常见畸形，表现为膝部向内成

角，双下肢伸直或站立时两膝之间形成空隙，不能靠拢。膝内翻以双侧居多，偶有单侧畸形。严重者膝部近似 O 形，因而又称为 O 形腿。单下肢内翻者，形如 D 形，因而又称为 D 形腿。

（1）病因　膝内翻常见原因有佝偻病、外伤、炎症、先天性骨骺生长障碍性疾病、肿瘤、脊髓灰质炎及脑瘫等；长期不正确的走路姿势、站姿、坐姿及高负荷的运动（篮球、排球、足球）也易导致膝内翻。40% 以上的膝内翻发生于婴幼儿时期的佝偻病，30% 左右发生于青春期迟发性佝偻病。

（2）临床表现　膝内翻患者站立或行走时，双膝不能并拢，如使双膝并拢则双小腿相互交叉；膝内翻可继发胫骨旋转及足外翻或扁平足；行走时下肢不稳，呈摇摆步态。

根据膝内翻的畸形程度分为轻度（畸形在 20°以内）、中度（畸形 20°~40°）和重度（畸形大于 40°）。成人重度膝内翻畸形多合并膝外侧韧带的松弛和踝关节代偿性的畸形改变。

（3）危害　O 形腿不仅影响美观，更影响膝关节的结构功能。正常的膝关节，压力是平均分布在关节面上的；而 O 形腿的人，由于膝关节内翻，身体重量就过多集中于膝关节内侧关节面上。过度的压力和摩擦力，会导致膝关节内侧软骨面磨损，胫骨平台塌陷，会引起行走时膝关节疼痛，关节活动也受影响，进而易导致膝骨性关节炎。

（4）评估　如图 110，将双腿合并，自然站直，主要观察踝关节和膝关节，如果踝关节内侧和膝关节内侧能在这种站姿下相互靠拢、接触，则是正常的身姿；如果踝关节靠拢在一起，而膝关节不能靠拢，双膝向外张，则为 O 形腿；如果膝关节可以靠拢，而踝关节不能靠拢，即双膝可并，而双脚向外张，则为 X 形腿；如果双膝双踝关节都没有问题，只是小腿(胫骨)分得很开，那么是 XO 形腿。

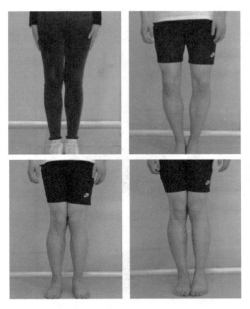

图 110　正常膝关节(左上)、O 形腿(右上)、
X 形腿(左下)、XO 形腿(右下)

（5）治疗　膝内翻的矫正方法包括锻炼、夹板、绑腿、矫正鞋垫、手术等。

（6）自我康复方法　O形腿有两种类型，根据不同的类型选用不同的康复方法。

①第一类O形腿的主要特征及训练方法：直立时膝关节无法并拢且髌骨朝内，膝关节超伸，走路内八字（或有扁平足），骨盆前倾。这种类型的人臀部肌肉薄弱，可以做以下训练：

臀桥：如图111的动作，每组15次，做3～5组；以较快的速度向上抬起，较慢的速度回落（臀部不接触地面）；有内八字现象的人在做臀桥时，可以在膝关节上绑个弹力带，同时双脚向外打开。

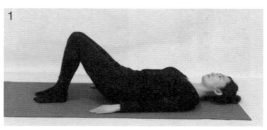

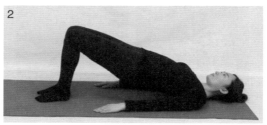

图111　臀桥

　　放松因代偿而紧张的肌肉：如图 112，泡沫轴放松股四头肌、背肌、小腿肌各 2 ~ 3 分钟，每个动作做双侧拉伸训练，每次 60 秒为 1 组，每个动作双侧做 2 组。

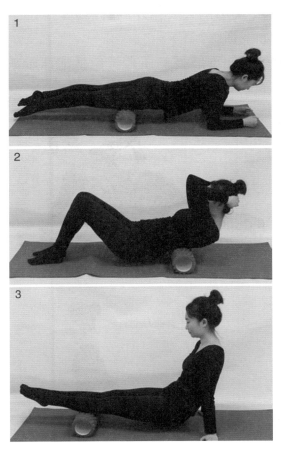

图 112　泡沫轴放松肌肉

②第二类 O 形腿的主要特征及训练方法：直立时双腿空隙较大且髌骨朝外（大腿外旋），走路外八字且有扁平足（如无外八字可能有高弓足），大脚趾外翻，大小腿强壮（足球运动员、穿高跟鞋的女性）。这个类型的人大腿外侧肌肉比内侧肌肉有力，可进行如下训练：

放松拉伸下肢外侧肌群：包括泡沫轴放松（图113）和髋外侧肌群伸展（图114）。

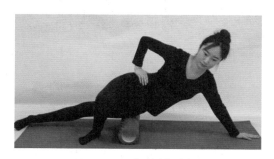

图 113　泡沫轴放松

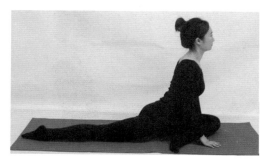

图 114　髋外侧肌群伸展

强化内侧肌群：

侧位抬腿：如图 115，让下方腿抬起去接触上方腿。每次保持 15～30 秒，双腿各做 3～5 次。

夹球蹲起（海绵球或普拉提小球）：如图 116，双脚打开与肩同宽，夹住一个小球，做蹲起动作，站直后用双腿用力夹紧小球。每组 15～20 次，做 3～5 组。

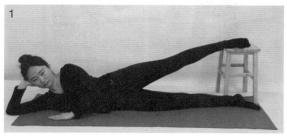

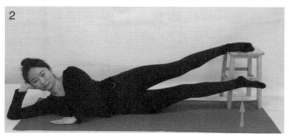

图 115　侧位抬腿

6）膝外翻

膝外翻指膝关节向外翻转，股骨关节面向外倾斜，站立时双踝关节不能并拢。双侧发病者称为 X 形腿，单侧发病者称为 K 形腿。

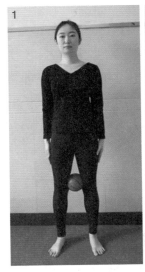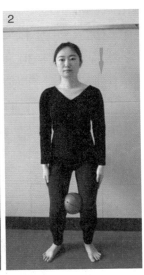

图116　夹球蹲起

（1）病因　骨代谢和各种内分泌异常，如各种佝偻病、骨质软化病、原发性甲状旁腺功能亢进症；骨发育紊乱引起的软骨发育不全、干骺端软骨发育不良、软骨与纤维组织的发育紊乱；非化脓性关节炎、创伤、脑性瘫痪、脊髓灰质炎等也可引起膝外翻。

（2）临床表现　站立和行走时，双踝关节不能并拢，双膝外翻者可表现为步态蹒跚，单侧者则表现为跛行，常合并其他畸形，如扁平足、胫骨外旋、髌骨脱位等。膝外翻时内侧韧带与前交叉韧带可被拉长而松弛，造成膝关节不稳、易疲劳、易受伤，膝关节内侧或大腿内侧肌群疼痛，有时可致整条腿痛及腰痛。膝外翻患者在快步行走或奔跑时，双膝易碰撞而导致摔倒。

（3）危害　X形腿和XO形腿都会导致足底压力分布的不平均。由于股骨和胫骨位置的不平衡，很容易将压力集中于膝关节外侧，从而形成膝关节疼痛或关节炎。

（4）评估　见"膝内翻"。也可仰卧位评估，患者仰卧位，伸直下肢，双膝并拢，正常时双踝可并拢，如不能并拢，测量两内踝间的距离，即为膝外翻的大概程度。一般认为，间距在3cm以内为轻度，3~10cm为中度，10cm以上者为重度。

（5）治疗　膝内翻的矫正方法包括锻炼、夹板、绑腿、矫正鞋垫、手术等。

（6）自我康复方法　X形腿的肌力不平衡表现为大腿内侧的内收、内旋肌群僵硬，而臀大肌、臀中肌等松弛无力。训练以强化臀部肌群、拉伸大腿内侧肌群为目标，具体操作如下：

①臀桥（双腿及单腿）

自重臀桥：强化臀大肌。如图117，屈膝仰卧平躺，脚掌着地，双脚分开一点距离；臀部收紧向上发力挺起，至膝、臀、肩在一条直线上，稍停片刻，感受臀部的顶峰收缩；保持臀部紧张状态，缓慢有控制地还原，重复动作。

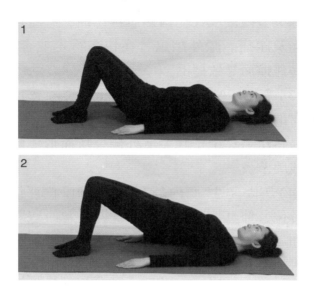

图 117　自重臀桥

　　单腿臀桥：强化臀大肌、臀中肌。如图 118，仰卧平躺，单腿屈膝着地，另一腿伸直悬空（或弯曲悬空）；臀部发力向上挺起，至支撑腿的膝、臀、肩在一条直线上，停顿 5～10 秒，感受臀部肌群的顶峰收缩；控制臀部发力，缓慢下放还原。换另一条腿，重复。

　　②盘腿伸展：拉伸大腿内侧肌群。如图 119，采用坐姿，双脚脚底相互贴紧，双手抓住双脚踝，膝关节向外撑并尽量靠近地面；上半身下压至最低点，感受大腿内侧明显的拉伸感。保持姿势 15～30 秒，放松，重复。

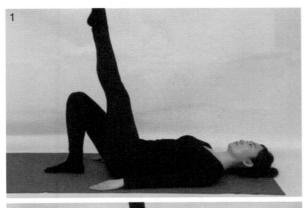

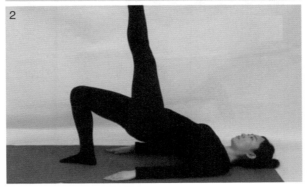

图 118 　单腿臀桥

③蚌式开合：强化臀中肌。如图 120，侧卧于垫面，腰背挺直，双腿并拢，屈髋约 45°，屈膝约90°，膝关节处固定弹力带；将上方的腿向上打开，在打开时双脚始终靠紧。两侧交替进行。

7）膝反屈

膝反屈又称膝过伸、膝反张，指膝关节的伸展

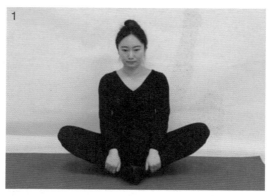

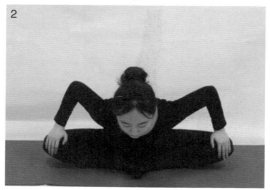

图119　盘腿伸展

度数大于0°，即膝关节过度伸展向后成角（图121）。表现为站立或行走时腿向后弹出，人的重心明显往后倾斜。女性比男性多见。

（1）病因　膝反屈畸形可继发于外伤、骨关节感染或破坏、神经瘫痪等，临床常见的是继发于脊髓灰质炎后遗症之大腿肌肉广泛性瘫痪者、胫骨上

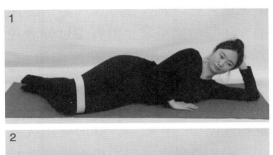

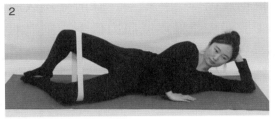

图 120　蚌式开合

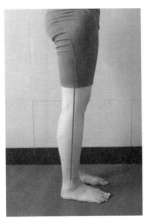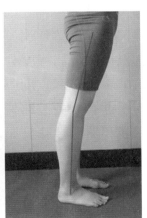

正常　　　　　　　　　膝反屈

图 121　膝反屈

端骨骺早期愈合者。先天性膝反屈是指不伴有膝关节脱位的，屈膝功能正常，但有膝过伸表现者；此外，长期仰卧、垫高足部也有可能形成膝反屈畸形。

（2）分类

①根据成因分类：第一，膝前瘫痪或肌力低下型。由于股四头肌瘫痪或肌力低下，腘绳肌肌力减弱，膝关节不能稳定于伸直位，负重时强迫后伸位行走。第二，膝后瘫痪或肌力低下型。腘绳肌及小腿三头肌均瘫痪或肌力低下，膝后关节囊、韧带等松弛，引起膝关节过伸。第三，膝关节本身骨性变化，致膝关节位置不正常。第四，股四头肌挛缩造成的膝关节被动过伸。前两种都是因为控制能力较差，膝关节本体感觉消失所引起的。

②根据膝反屈程度分类：分为轻度（10°以下）、中度（10°~30°）和重度（30°以上）。

③根据有无关节结构的破坏分类：可分为功能性膝反屈和器质性膝反屈。

（3）临床表现　患者站立时膝部过伸，腘窝后挺；诉关节前内侧和后外侧疼痛，日常生活当中感觉到膝关节不稳定；可见步态异常、姿态僵硬。患者往往合并有同侧肢体的外翻畸形，或者对侧肢体内翻畸形；部分患者可有外伤史，受伤过程中膝关节出现过伸，可合并后交叉韧带损伤。

（4）危害　由于膝关节的过度伸展，人体需将重心向前移动才能更好地维持身体平衡，这样造成步态异常，并引起O形腿及骨盆前倾等；如果双侧反张角度不等，还会造成长短腿、骨盆侧倾、脊柱侧弯等；在重心前移的过程中，膝关节前侧压力会增大，长时间维持这样的姿势，会对膝关节、半月板等造成损伤，引起疼痛，甚至畸形。

（5）治疗　膝反屈是一种比较严重的畸形，其治疗效果较慢，耗时较长。目前的治疗原则：①一旦发现该畸形，必须尽早矫正，日久会引起膝关节软组织、骨骼结构上的改变，尤其是胫骨上关节面倾斜，后期纠正困难。②对10°以下的膝反屈，有利于稳定膝关节，可以不矫正。③如有髂腰肌、臀肌等麻痹，应先重建上部的肌力，达到以上带动下、以上固定下的目的。④如为膝前麻痹型，则应以重建股四头肌肌力为主。

（6）康复训练方法

基础训练：①通过牵张、关节挤压及深感觉训练促进膝关节深感觉的恢复。②降低小腿三头肌及股四头肌张力、松解痉挛、手法牵引、站立斜坡等。③用助动－主动－抗阻训练加强股四头肌、腘绳肌和胫前肌肌力。④在抗阻的情况下，股四头肌做0°～15°的屈伸；股四头肌、腘绳肌、半膜肌、半腱肌（内旋肌）和股二头肌（外旋肌）交替节律性抗阻等长收缩，持续时间为 10 秒/次。⑤诱发骨盆与髋关节的分离运动，手法牵拉挛缩的髂腰肌。

控制膝过伸常规训练：

①控制训练：仰卧位伸膝控制（图 122），保持 15 秒；俯卧位屈膝控制（图 123），避免臀部抬起，保持 15 秒。②股四头肌肌力和耐力训练：负重伸膝，可采用绑式沙袋或股四头肌训练椅。③踝背屈诱发训练：仰卧位屈髋屈膝位、髋膝伸展位踝背屈，坐位及站立位时踝背屈，上下楼梯控制训练（患腿站立负重，健腿做上下楼梯运动）。④倒走训练：倒走时保持膝关节轻微屈曲，避免患腿支撑相膝过伸。⑤靠墙下蹲训练：患者背靠墙面，双下肢自然下垂，双足分开与肩同宽，双下肢屈髋屈膝 90°，最初保持 5 秒，后期逐渐增加时间。⑥患侧蹲起训练：患者取直立位，健侧下肢伸向前方，嘱患

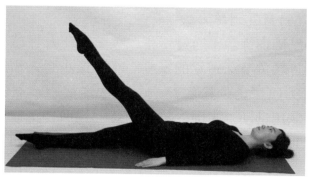

图 122　仰卧位伸膝控制

侧膝关节在0°~15°做股四头肌离心、向心收缩训练及膝关节控制训练。⑦提高膝关节稳定性，屈膝站立或行走。

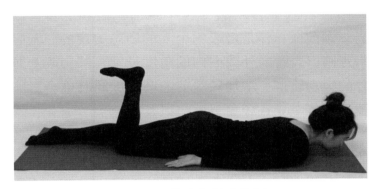

图123　俯卧位屈膝控制

8）八字脚

八字脚是由于个人习惯或下肢的骨骼畸形等因素而引起的，有内八字和外八字之分，不仅会影响正常的跑、跳、走，还会影响人体的美观。

（1）原因　①遗传因素。②过早的学步、站立，因为腿部力量弱，较难维持身体平衡，为了保持站立位脚尖自然地向左右分开，以扩大脚底面积从而增加稳定度。③股骨前倾或内旋、胫骨内旋、距骨内收等。④过早穿皮鞋，幼儿学走路时就穿皮鞋，尤其是硬质皮鞋，因为小儿足部骨骼软，脚踝部力量弱，常有一种"带不动"鞋的现象，久而久之，步态变形。⑤体内缺钙，小孩骨骼含钙低时，脚部骨质不定型，在行走和站立时因重力作用容易使双侧踝关节向外分，从而形成外八字脚。

（2）危害　八字脚是典型的足部问题导致的体态不佳。八字脚虽然不至于致命，但和驼背、圆肩、颈前探一样是极影响个人的姿态美观的。八字脚走路，脚趾向外或向内的角度过大，都会改变髌骨的运动轨迹，增加膝关节的磨损，同时也会影响腿形，甚至导致膝关节疼痛以及加速关节退化；八字脚还会使脚到髋的力量传导受到影响，破坏下肢的力学结构，增加运动中受伤的风险。内八字脚脚尖过度朝内时，人体重心容易落至足弓内侧，这样相当于体重不断给予内侧足弓一定压力，容易导致内侧足弓塌陷，出现功能性扁平足的情况。

功能性外八字脚主要表现为骨盆前倾、臀肌无力性紧张、足弓支撑型力量不够所引发的大腿内收内旋，并引发小腿相对大腿外展外旋、足弓塌陷等问题。

（3）自我康复方法

①走直线：可锻炼步态平衡及稳定性，在一条宽约10cm的直线上双脚交替走，两只脚都要踩在线上，行走过程中注意观察膝关节是否发生旋转，若有旋转，应及时告知并改正。

②踢毽子：踢毽子是一种有助于矫正八字脚的较好的锻炼项目。外八字脚多做内侧踢，内八字脚

多做外侧踢。

③蹲起：原地站立，两脚分开与肩同宽，做下蹲起立动作。内八字脚的人两脚外旋站立，外八字脚的人两脚内旋站立。

④扳动踝关节：将一条腿置于另一条腿上，内八字脚的人向外扳，外八字脚的人向内扳。向外扳时，另一侧手按压膝关节效果更佳。

⑤单腿站立：单腿支撑站立可锻炼髋部的控制，站立时注意保护，训练过程中膝关节伸直，注意脚不能内外翻，脚尖向前站立，身体尽量保持稳定，避免晃动幅度过大。

（4）预防　对孩子可能形成的八字脚，要做到早预防，其主要的预防方法有：①选择合适的鞋。避免穿鞋底太平太软的鞋子（如雪地靴）、带跟的皮鞋，选鞋时鞋前应留出适当空间。②不过早走路。不要让孩子过早学走路，同时给予孩子充足的含蛋白质、钙和维生素 D 丰富的食物，并让孩子多晒太阳。③必要时选用定制矫正鞋。选择有科学足弓设计的鞋子，足底三点受力，使纵足弓、横足弓受力平衡，减轻地面对人体的反作用力，可到医院康复科就诊制作或到下肢生物力学工作室制作。④拉筋锻炼法。通过运动拉伸和脚底按摩以及锻炼足弓肌肉群的方法，达到预防、矫正的目的。

运动和适当的体力活动具有降低高血压、癌症、2型糖尿病、心理疾病（焦虑和抑郁）的发生率，改善认知健康和睡眠，减轻肥胖负担，降低全因死亡率、心血管疾病死亡率等益处。此外，运动还有助于防止跌倒及跌倒相关损伤事件的发生，保持骨骼健康，减少身体功能的下降。长期不活动的人患心血管疾病、糖尿病、骨质疏松、抑郁、结肠癌、乳腺癌的风险较高。无体力活动是全球人口死亡率的第四大危害因素。规律适度的体力活动，如走路、骑车或参与运动对健康非常有益。然而，任何运动都有引发运动损伤的风险，了解运动损伤能让我们更好地锻炼并预防运动损伤。

（一）运动损伤的致病因素及预防

1. 内在危险因素

内在危险因素包括性别、年龄和体重等一般因素，也包括多种解剖异常，如高弓足、足过度内翻、膝外翻和膝内翻，以及两侧解剖、平衡、肌肉力量和密度等的差异。同时，既往受伤后不完全康复以及伴有基础疾病（如高血压、糖尿病、慢性阻塞性肺疾病、关节炎等）也是造成运动损伤的危险因素。

2. 外在危险因素

外在危险因素包括环境因素（如极度寒冷或炎热的天气、不适当的运动场地等）、不合理的运动计划（如运动方式选择不合理，运动强度过大、时间过长等）、运动前热身不足、不当的用力方式（如超关节活动范围用力、超负荷牵伸肌肉、力量训练过度等）以及一些突发事件等。

为了避免运动损伤的发生，需注意以下几点：①不建议在极度寒冷或炎热的天气下进行运动。②运动前后需进行热身运动及整理运动。③运动应规律进行，锻炼的频率及强度应逐渐增加。④运动时应穿着舒适的衣服及鞋子。⑤出现感冒、发热、肌肉酸痛等身体不适时应暂停运动，待症状好转1周后再行正常运动。⑥注重核心肌力量的锻炼。⑦一旦出现运动损伤需立即停止运动并及时就医。⑧选择平稳的场地进行运动训练。

（二）运动处方的制订及实施

运动处方是指导人们有目的、有计划、科学地进行运动训练的个性化方案。运动处方的制订为患者康复治疗提供科学依据，其目的是在确保治疗安全的同时使患者身体功能得以康复。

1. 运动处方的制订

运动处方的制订应遵循安全性、针对性、实用性、疗效性的原则，以人体生理学、运动学、医学基础为依据，在保证安全的前提下，因人而异，制订相应的运动处方。

在制订运动处方前应对患者进行详细评估，包括身体的一般情况（血压、心率、呼吸、体温、性别、年龄）、既往史、精神状况、并发症及与运动相关的功能检查（肌力、关节活动度、平衡、步行、日常生活动作等）。根据评估结果，掌握患者的病情，制订合理的运动处方。

运动处方应包括运动频率（frequency）、运动强度（intensity）、运动时间（time）和运动类型（type）4个要素，即 FITT 原则。

1) 运动强度

运动强度是指单位时间内的运动量，是运动处方的核心。运动强度过低只起安慰剂作用；运动强度过大则无氧代谢的比重增加，治疗作用低，且过大的运动强度会使心血管负担过重并易造成运动器官损伤。运动强度可通过测定心率、自觉疲劳程度量表、代谢当量来确定。对于有基础疾病的患者，在制订运动处方前应进行运动负荷试验测定机体运动能力。

（1）靶心率预测　心率与运动强度之间有很好的线性关系，故可用靶心率代表运动强度（表1）。靶心率可通过以下方法进行计算：先计算最大心率，然后取最大心率的50%～80%作为靶心率。

最大心率 = 206.9 −（0.67 × 年龄）或 = 220 − 年龄

表1　靶心率与运动强度对照表

靶心率	运动强度
50%～60%最大心率	热身或恢复性运动
60%～70%最大心率	轻度减肥和燃脂
70%～80%最大心率	中度有氧运动，适合减肥和锻炼
80%～90%最大心率	乳酸阈值，适合提高肌耐力
90%～100%最大心率	无氧耐力，用于提高极限值

一般来讲，进行训练时，心率的增快应控制在10～20次/分。心率增快少于10次/分，可以增加运动强度；心率增快大于20次/分，或心率不随强度增多而增多，甚至减少时，应停止当前训练。在有氧训练时（如快走、骑自行车），可每5分钟左右

检测一次脉搏，以确定是否达到靶心率。存在心血管疾病的患者开始时应将靶心率范围降低至最大心率的50%。2型糖尿病患者也应以最大心率的50%~60%作为最初的训练强度，然后逐渐增加至65%、75%最大心率。

（2）代谢当量（metabolic equivalent，MET）MET由耗氧量换算得到，反映机体运动时的代谢率与安静时代谢率的比值。健康成人坐位安静状态耗氧3.5ml/（kg·min）为1MET。不同年龄、性别、体重的人从事同一强度的活动时，其MET基本相同，因此MET可用来表示某一活动的运动强度（表2~4）。小于3MET为低强度活动，3~6MET为中等强度活动，6~9MET为大强度活动，大于9MET为极大强度活动。一般患者运动能力至少应达到5MET，才能满足日常生活活动（ADL）需要。

（3）自觉疲劳程度量表（rating of perceived exertion，RPE）　运动可以使患者出现心率加快、呼吸增加等生理指标的改变，同时也会有主观的身体感觉变化。根据患者运动时主观感受疲劳的程度，可以确定运动强度大小是否适宜（表5）。此方法简便，特别适用于家庭和社区康复训练。

表2 日常生活活动的运动强度

日常生活活动	MET	日常生活活动	MET
自己进食	1.4	沐浴	3.5
床上用便盆	4.0	床边坐	2.0
坐厕	3.6	坐座椅	1.2
穿衣	2.0	下楼	5.2
站立	1.0	上楼	9.0
洗手	2.0	擦窗	3.4
铺床	3.9	步行 1.6km/h	1.5~2.0
骑车(慢速)	3.5	步行 2.4km/h	2.0~2.5
骑车(快速)	5.7	步行 4km/h	3.0
慢跑 9.7km/h	10.2	步行 5km/h	3.4
扫地	4.5	步行 6.5km/h	5.6
拖地	7.7	步行 8km/h	6.7

表3 职业活动的运动强度

职业活动	MET	职业活动	MET
秘书(坐)	1.6	写作(坐)	2.0
机器组装	3.4	焊接工	3.4
砖瓦工	3.4	轻的木工活	4.5
挖坑	7.8	油漆	4.5
织毛线	1.5~2.0	开车	2.8
缝纫(坐)	1.6		

表4　娱乐活动的运动强度

娱乐活动	MET	娱乐活动	MET
打牌	1.5~2.0	玩桌球	2.3
拉手风琴	2.3	弹钢琴	2.5
拉小提琴	2.6	吹长笛	2.0
跳交谊舞(慢)	2.9	击鼓	3.8
跳交谊舞(快)	5.5	打排球(非竞赛性)	2.9
跳有氧舞蹈	6.0	打羽毛球	5.5
跳绳	12.0	游泳(慢)	4.5
打网球	6.0	游泳(快)	7.0
打乒乓球	4.5		

表5　自觉疲劳程度量表

RPE	6	7	8	9	10	11	12	13	14	15	16	17	18	19	20
主观运动感觉	不费力		极其轻松		很轻松		轻松		有点吃力		吃力		非常吃力	极其吃力	精疲力竭

(4)运动负荷试验　对患有冠心病、心肌梗死、高血压等内科疾病的患者，在进行体力活动和日常生活活动前，需进行运动负荷试验，确定运动处方的运动强度。

2）运动持续时间

运动持续时间一般为 15~60 分钟。运动强度大时运动时间短，反之运动时间长，在运动前后需行热身运动及整理运动。运动期间如出现头晕、胸闷、心悸等不适症状，应停止运动。

3）运动频率

运动频率取决于运动强度和每次运动持续的时间。运动目的不同，运动频率也会有相应的变化。运动频率推荐 3~7 次/周。在进行肌力增强运动时，可采用高强度、低频率的运动；进行耐久性运动时，采用低强度、高频率的运动。

4）运动类型

（1）有氧运动　有氧运动是指在骨骼肌收缩时以高重复和低阻力为特征的规律运动，是提高有氧能力、促进健康的公认方法。有氧运动在机体能量调节、血流量调节和运动中物质代谢等方面具有重要作用，主要包括步行、跑步、瑜伽、太极拳、普拉提和骑车等。有氧运动方案可分为低、中、高强度，耐力训练属于高强度有氧运动。

（2）抗阻运动　抗阻运动包括力量训练和个性化负荷运动。力量训练可以使用阻力带、负重或哑铃、杠铃或器械等实现。抗阻运动有助于降低死亡率和心血管疾病的发生，能降低胆固醇、缓解抑郁和疲劳，并改善骨密度和胰岛素敏感性。

（3）有氧运动结合抗阻运动　有氧运动结合抗阻运动对身体功能大有裨益，不仅能增强心肺功能，还可以增强肌肉力量。由于有氧运动结合抗阻运动包括抗阻运动，在制订运动指导方案前应充分考虑患者的耐力。根据患者的情况，最常见的有氧运动结合抗阻运动方案是步行和骑自行车。

（4）居家运动　居家运动是指患者本人在家中单独进行锻炼的运动类型。居家运动与患者日常生活融为一体，可明显改善身体活动水平、平衡、活动能力和肌肉力量。进行居家运动的患者往往首先进行简单的有氧运动，然后做一些力量训练和其他抗阻运动。

（5）多模式运动　多模式运动是多种训练方法的组合。几乎所有的多模式运动都包括有氧运动、抗阻运动、力量训练、拉伸训练、平衡训练和其他形式的训练。多模式运动干预通常从固定自行车和步行的有氧运动开始，再进行一系列的上肢力量训练，最终以拉伸运动结束训练。多模式运动的运动强度在各项研究中差异很大，强度从最大心率的50%至90%不等。多模式运动在改善下肢肌肉力量、动态站立平衡、步行速度和坐位起身等方面效果显著。此外，多模式运动可有效减少跌倒的发生，并可以缓解与癌症相关的疲劳症状。多模式运动的持续时间、强度分类方式与有氧运动相同。

（6）其他运动　其他特殊的运动干预方案，包括平衡训练、水中运动（不同于游泳）、全身振动训练、向心和离心运动、拉伸训练等。

2. 运动处方的实施

运动处方的实施包括运动前的热身运动、主动运动、运动后的整理运动。热身运动一般为 5～15 分钟低强度或中等强度的有氧运动或肌肉耐力运动，包括慢跑、步行、肢体伸展运动、保健操等，能使心血管适应，提高关节、肌肉的活动效应。主动运动包括前面所述的根据患者个体情况制订的主要运动计划。运动后的整理运动为 5～15 分钟血管耐力和肌肉耐力练习，如慢走、拍打四肢等，可促进血液从肌肉回流入心脏，防止突然停止运动造成的肢体淤血，回心血量下降引起的头痛甚或晕厥、心律失常，并能缓解运动后的肌肉酸痛。

运动实施时密切监测心率、血压及自我感觉等，必要时行心电图检查，发现不良情况及时采取措施，并修改运动方案。运动后 10～20 分钟心率仍未恢复，并出现疲劳、食欲减退等情况，说明运动量过大；运动后身体无发热感、无汗、无明显变化，表明运动量过小。

运动处方实施 2 周后需进行运动能力、生活质量、身体素质、身体形态指标等的评估，以了解运动疗法的治疗效果并适当调整运动处方。

（三）伴有基础疾病时的运动处方

研究表明，运动可用于疾病康复和疾病治疗。运动对很多疾病的治疗有很大帮助，如糖尿病、肥胖、类风湿、四肢血管疾病（间歇性跛行）、高血压、胸痛（心绞痛）及其他相似疾病。运动对哮喘的治疗有效，并能极大程度地帮助患者过渡到正常生活。在制订运动处方时应遵循安全、有效、个体化、循序渐进的原则。

1. 高血压

依靠运动训练降低血压的机制还不完全明确，包括：①降低交感神经兴奋性。②作用于大脑皮质和皮质下血管运动中枢，重新调整人体的血压控制水平，使血压稳定在较低的水平。③使活动肌群内的血管扩张，毛细血管的密度或数量增多，总外周阻力降低，有助于降低血压，尤其是舒张压。④提高尿钠的排泄，相对降低血容量。⑤可以通过促进体内脂质的消耗，有利于血管硬化过程的控制和延缓，降低外周血管的阻力。⑥改善患者的情绪，有利于减轻血管应激水平，以降低血压。

（1）高血压患者的运动处方

①运动方式：对血压显著升高的患者（大于180/110mmHg），在最初的药物疗法之后，推荐增加耐力训练。最好采用中低强度的有氧训练，抗阻

运动可作为防治高血压的补充。

②运动强度：运动强度达到最大摄氧量的50%~85%。这种运动强度不仅适于高血压患者，同样适于健康人群。年龄较大、伴有其他慢性疾病及不常进行运动的高血压患者可先从低强度运动（最大摄氧量的40%~70%）开始。

③运动时间：20~60分钟/次，达到靶强度的时间至少为15~20分钟，额外的健康方面或功能性的益处随着中等强度活动时间的增加而增加。运动前后需行热身运动及整理恢复运动。

④运动频率：建议每周训练3~7天。两次训练时间间隔不得超过2天。

（2）注意事项

①未控制的高血压，血压超过180/110mmHg，应待药物治疗血压稳定后再运动。

②运动不能代替药物，应药物治疗和合理运动相结合。

③平时不活动、年龄大于40岁的男性或大于50岁的女性及高危冠心病患者在进行剧烈体育运动之前应该获得专科医生的允许。

④有症状性冠心病、糖尿病或其他慢性健康问题的患者在进行运动治疗前需由专科医生评估进行运动疗法的风险，并为该患者制订个体化的运动训练方案。

⑤严重的眼底病变，眼科检查提示有眼底出血者，不宜运动。

⑥新近发生的脑血栓，应先进行脑卒中康复训练。

⑦血压未控制稳定的高血压患者不宜做力量型运动，如平卧举杠铃、举重、拔河、快速短跑、使用拉力器等。这些类型的运动需要大幅度屏气、收缩腹肌，可能会诱发高血压患者的收缩压和舒张压急剧上升。

⑧不宜做头部低于腰部的运动，例如，头低脚高位的仰卧起坐、直腿抬高、双手触地或倒立等。

⑨避免选择体位变动较大的动作，老年高血压患者心血管反射功能差并对降压药较敏感，极易发生体位性低血压，即过快由卧位到坐位或站立位转换时易出现头晕甚至晕倒。

⑩清晨是心脑血管事件的高发时段，一般血压也较高，建议患者选择下午或傍晚进行锻炼。

2. 糖尿病

运动疗法对糖尿病的益处包括以下几方面：①提高胰岛素敏感性，有助于控制血糖。②可以增强体质，提高机体免疫力。③改善心肺功能，降低心脑血管疾病发生的风险。④增加骨密度、肌肉量和肌力，减少老年患者跌倒受伤的可能，避免骨质疏松性骨折的发生。⑤有助于减肥、降脂、降压，预防或延缓糖尿病及其并发症的发展。⑥改善患者心理状态。

（1）糖尿病患者的运动处方

①运动方式：糖尿病患者主要以耐力型运动为主，即以有氧运动为主，如步行、慢跑、跳绳、走跑交替、游泳、骑自行车、上下楼梯、打太极拳、做医疗体操等，其中步行为首选。

②运动强度：糖尿病患者推荐中等或中等以上强度的有氧运动，以最大心率（220 - 年龄）的50%～60%作为最初训练强度，然后逐渐增加至65%～75%最大心率；身体欠佳者可适当降低。

③运动频率：运动的频率为3～5次/周，相邻两次运动间隔不超过2天。有研究表明，如果运动间歇超过3～4天，那么之前已经获得改善的胰岛素敏感性就会随之消失，运动效果和作用也会减少。

④运动时间：运动时机为餐后60～90分钟，避开药效尖峰时段及空腹时段；推荐20～60分钟的有氧运动，可为连续运动，也可为间断累积运动。

（2）注意事项

①制订运动方案前需进行必要的检查评估，最好进行一次运动试验，确定科学的个体化运动方案。

②运动宜从小剂量开始，循序渐进，运动强度或运动时间每周增加不应超过 10%。

③运动时随身携带饼干、糖块等，若出现低血糖应尽量补充糖分。

④老年人及有慢性并发症的患者，运动时须有人陪伴。

⑤运动前后需监测血糖，血糖高于 16mmol/L 或低于 3.6mmol/L 时应暂停运动。

⑥注意运动时的天气，过冷、过热、雾天、雨天等均不适合户外运动。

⑦运动前后需适当补充水，额外运动需适当增加饮食量。

⑧运动部位应避开胰岛素注射部位，避免在胰岛素降血糖效果最高峰的时段运动。

⑨运动前后须进行热身准备活动及放松整理活动。

⑩运动中出现呼吸困难、胸痛、头痛、头晕、眼花、水肿等不适应立即终止运动，并及时就医。

⑪运动时穿舒适的鞋袜，尽量选择草地、塑胶地等较松软的场所。

⑫定期复查，在医师的指导下适当调整运动处方。

3. 骨关节炎

骨关节炎指由于多种因素引起的关节软骨纤维

化、破裂、溃疡、脱失而导致的关节疾病。主要症状为关节疼痛、僵硬，身体活动受限和不同程度的机体功能下降。受骨关节炎影响最常见的关节是膝关节和髋关节，其与肥胖的关系密不可分，可能是由于超重和肥胖导致负重关节负荷增加所致。运动是治疗骨关节炎的关键要素。

适当的运动训练可以增加患者的最大摄氧量、肌肉的力量和柔韧性，减轻关节肿胀、疼痛，消除焦虑情绪。保护关节、增强肌肉力量是骨关节炎运动处方的重要内容，其最终目标是减少损伤、维持和恢复关节功能、保持健康水平和正常活动能力。在制订运动处方时，既要考虑个人需要，也要包含关节的防护和恢复训练。

骨关节炎患者最常用的运动方案为水中运动、有氧运动、抗阻运动、有氧结合抗阻运动、全身振动训练和多模式运动。长期中等强度水中运动方案能明显降低体脂，改善患者的疼痛、不适，提高生活质量。在有氧运动方案中，长期低强度瑜伽运动可有效改善骨关节炎的症状和提高身体功能，长期太极拳运动有助于改善睡眠和提高生活质量，游泳和骑自行车有助于改善身体功能并减少疼痛。在抗阻运动方案中，长期递增负荷力量训练可改善骨关节炎患者膝关节屈曲活动度和下肢功能。全身振动训练运动有益于膝关节炎患者的身体功能和神经肌肉控制，且长期全身振动训练结合抗阻运动对肌肉力量和本体感受的益处优于抗阻运动。多模式运动项目包括长期递增的高速耐力训练、平衡训练、力量训练和伸展运动。

骨关节炎患者在制订运动处方时应遵循以下原则：①在训练初期选择低强度活动。②进行中高强度训练时需要对关节进行保护。③有髋关节和膝关节炎症的患者应避免频繁上楼梯、跑步。④健侧肢体应多进行力量训练。⑤患侧肢体的训练重点是关节的活动范围和柔韧性。⑥避免过度牵伸关节。⑦尽量减轻损伤和疼痛关节的负重，如膝关节或髋关节受到损伤时可选择骑车或划船为训练项目。

4. 慢性阻塞性肺疾病

慢性阻塞性肺疾病（COPD）是以不完全可逆气流受限为特征的疾病，主要症状有慢性咳嗽、咳痰、呼吸困难、气喘和胸闷。

慢性阻塞性肺疾病的干预方法主要包括药物治疗、吸氧治疗和康复治疗。运动训练是肺康复的重要组成部分，包括下肢训练、上肢训练及呼吸肌训练。

（1）下肢训练　通常采用有氧训练方法如快走、骑车等。对于有条件的 COPD 患者可以先进行活动平板或功率车运动试验，得到实际最大心率及最大MET，然后确定运动强度。除心率控制外，还应增加呼吸症状控制，即运动后不应出现明显的气短、气促或剧烈咳嗽。训练频率可从每天 1 次至每周 2 次不等，达到靶强度的时间为 10 ~ 45 分钟，一个训练计划所持续的时间通常为 4 ~ 10 周。

（2）上肢训练　　COPD 的康复应包括上肢训练。因上肢肩带部很多肌群既为上肢活动肌群，又为辅助呼吸肌群。上肢训练包括手摇车训练及提重物训练。手摇车训练：以无阻力开始，后期可逐渐增加阻力，运动时间为 20 ~ 30 分钟，速度为 50r/min，以运动时出现轻度气急、气促为宜。提重物训练：患者手持重物，开始 0.5kg，以后渐增至 2 ~ 3kg，做高于肩部的各个方向活动，每活动 1 ~ 2 分钟，休息 2 ~ 3 分钟，每天 2 次，以出现轻微的呼吸急促及上臂疲劳为度。

（3）呼吸肌训练　　呼吸肌训练可以改善呼吸肌耐力，缓解呼吸困难症状。

①增强吸气肌练习：用抗阻呼吸器在吸气时产生阻力，呼气时没有阻力。开始练习 3 ~ 5 分钟，一天 3 ~ 5 次，以后练习时间可增加至 20 ~ 30 分钟，以增加吸气肌耐力。

②增强腹肌练习：患者取仰卧位，腹部放置沙袋做挺腹练习，开始为 1.5 ~ 2.5kg，以后可以逐步增加至 5 ~ 10kg，每次腹肌练习 5 分钟；也可仰卧位做双下肢屈髋屈膝、两膝尽量贴近胸壁的练习，

以增强腹肌力量。

5. 脑卒中

脑卒中的治疗可分为急性期、恢复期和后遗症期。具体康复运动方案建议到康复科就诊后依据个体情况确定。

（1）急性期方案 病后数日，以急诊抢救为主。如果患者神志清醒又无进行性卒中表现，应尽早康复治疗。急性期康复方案主要是预防并发症和痉挛出现，调控心理状态，为恢复期的功能恢复打好基础。

（2）恢复期方案 急性期过后，患者生命体征稳定、意识清楚即可进行运动训练，此期的目的在于进一步恢复神经功能，争取达到步行和生活自理。

①恢复期分期：恢复期一般可分为软瘫期、痉挛期和改善期。

软瘫期：恢复提高肌张力，诱发主动运动。

痉挛期：控制肌痉挛和异常运动模式，促进分离运动的出现。

改善期：继续控制肌痉挛，促进选择性运动和速度运动更好地恢复。运动训练按照由简到繁、由易到难的顺序进行：翻身→坐→坐位平衡→双膝立位平衡→单膝立位平衡→从坐到站→站立位平衡→步行。

②恢复期运动措施

床上训练：翻身，上、下、左、右移动身躯，进行腰背肌、腹肌及呼吸肌训练，伸髋训练（桥式运动），上下肢运动以及洗漱、进餐、使用便器等ADL训练。

坐起及坐位平衡训练：要求达到三级平衡。从坐到站训练：掌握重心转移，要求患腿负重，体重平均分配。

站立及站立平衡训练：目的是为步行做准备。要求能单腿独立负重，主动屈髋、膝和踝关节，可进行起床训练、坐位提腿踏步、站立位双下肢重心转移、上下台阶及患腿向前向后迈步等训练。

步行训练：可包括步行前准备活动，在扶持立位下患腿做前后摆动、踏步、屈膝、伸膝训练。在患腿支撑期注意避免膝过伸。扶持步行或在平衡杠内行走至徒手行走。改善步态训练：上下台阶训练，健腿先上患腿先下。复杂步行训练：包括肌力、耐力、稳定性及协调性的训练。

上肢及手功能训练：一般大关节活动恢复较早、较好；手的精细动作恢复较慢、较差，需进行强化训练，包括肩关节和肩带的活动。仰卧位上举手臂，并向不同方向移动，坐位直臂前举、上举、外展等，主要目的是训练肩关节控制力和防止肩胛骨的退缩、下降及不完全脱位。还可进行肘关节活动，腕关节屈伸及桡尺侧侧倾，掌指、指间关节各方向的活动以及对掌、对指等活动。手的灵活性、协调性和精确动作训练，如拍球、投环、写字和梳头等。

（3）后遗症期方案　发病3个月以后为后遗症期，此期继续训练和利用残余功能，防止功能退化，并尽可能改善患者的周围环境条件以适应残疾，争取最大限度的日常生活自理。对有工作潜力的未退休的患者，酌情进行职业康复训练使患者尽可能回归社会。

①继续进行维持性康复训练，以防止功能退化。

②适时使用必要的辅助器具（如手杖、步行器、轮椅、支具、功能性电刺激）以补偿患肢功能。

③对患者功能不可恢复或恢复很差者，充分发挥健侧的代偿功能。

6. 心肌梗死

急性心肌梗死度过危险期后，患者的心功能以及体力活动能力下降，影响日常生活与工作学习，运动治疗可以有效地改善和恢复心功能和体力活动能力。

（1）心肌梗死患者的运动处方

运动类型：康复初期的冠心病患者可选择行走、慢跑、游泳、划船、原地蹬自行车等有氧运动；病情稳定并且一直进行有氧训练的患者可进行中等工作负荷（30% ~40% 的最大随意收缩）或者低/中等阻力抗阻运动、高重复等肌张力增强训练，训练过程中避免憋气。

运动强度：运动强度一般设定在患者体力活动能力的 40% ~85%。体力较差者，开始应设定在体力活动能力的 40% ~60%，逐渐增加到 60% ~70%。

运动持续时间：一般为 15 ~60 分钟。训练前 10 分钟热身活动，随之 20 ~30 分钟的规定训练强度的运动，训练后 10 分钟的整理恢复运动。有效的有氧运动强度持续时间不得少于 5 分钟。训练持续时间长短与运动强度成反比：强度大则持续时间可相应缩短，强度小则时间相应延长。

运动频率：3 ~5 次/周。两次训练之间的间隔时间不得超过 2 天，否则训练不能出现累积效应，影响训练效果。

（2）注意事项

①选择适当的运动，避免竞技性运动。

②感冒或发热时须暂停运动，待症状消失 2 天以上再恢复运动。

③寒冷和炎热气候要降低运动量和运动强度，避免在阳光下和炎热气候时剧烈运动。

④穿宽松、舒适、透气的衣服和鞋，上坡时要减慢速度。

⑤饭后不做剧烈运动。

⑥运动时如发生心绞痛或其他症状，应停止运动，及时就医。

⑦保持心情舒畅，避免急躁、发怒等不良情绪。

⑧对于心脏病康复的患者，准备活动和整理活动的时间在任何情况下都不得减少。

⑨在制订运动处方前需行运动负荷试验。

四、常见运动损伤的康复方法

　　规律的运动不仅可以增强健康水平，还有利于心理、生理健康，提升幸福感。但运动在带来多种益处的同时，也会有运动损伤事件的发生。常见的不良事件有韧带、肌肉、肌腱、关节囊及关节软骨的损伤，骨折，脱位，等。这些不良事件不仅影响受伤者日常的工作、学习和生活，也会给家庭带来沉重的经济负担，严重时甚至危及生命。以下为常见不良事件的自我康复方法。

（一）肌肉拉伤

　　肌肉拉伤是指肌肉和韧带因为拉长或收缩过于剧烈而导致的肌肉损伤，同时也包括韧带的全部或部分撕裂情况。当受伤部分出现局部的凸起或者凹陷时，即可诊断为肌肉拉伤。

　　肌肉拉伤往往发生在运动期间，表现为明显的急性肌肉剧痛，可摸到肌肉紧张形成的条索状硬块，触痛明显，局部肿胀或皮下出血，活动明显受限。

肌肉拉伤一般分为三级：轻度肌肉拉伤表现为受伤部位发硬或发痛、肿胀、肌肉紧张，用手触摸或肢体屈曲、伸展时疼痛加剧；中度肌肉拉伤则有相当多的肌纤维撕裂或断裂，受伤部位有刀割般疼痛感；重度肌肉拉伤呈现肌肉中部断裂，并在受伤部位可以摸到缺损。

肌肉拉伤常见原因：准备活动不充分、用力过猛、肌肉协调性差、电解质平衡紊乱、肌肉训练不当。

1. 治疗

急性期采用 PRICE 原则处理，即保护患肢（protection，P）、休息（rest，R）、冰敷（ice，I）、加压包扎（compression，C）、抬高患肢（elevation，E）。

（1）保护患肢　损伤发生时立即停止活动，保护受伤部位，避免受伤部位二次受伤或负重。

（2）休息　感觉到肌肉疼痛时，应立即停止运动并休息 1～3 周。

（3）冰敷　受伤后 24～72 小时内冰敷能抑制出血和组织坏死，减少肌肉血肿和炎症反应。冰敷每次持续 10～20 分钟，间隔 1～2 小时反复冰敷，第

1天5～6次，以后酌情递减。

（4）加压包扎　加压使组织压力升高，从而减少出血和肿胀。一般是先冷敷后包扎。绷带应从肢体远端向近端牢固包扎。局部包扎时，如果需要在受伤局部加垫，加的垫最好是具有可塑性且能与损伤处解剖形态相吻合的材料，也可使用肌内效贴贴扎消肿止痛，可在康复科门诊进行（图124）。

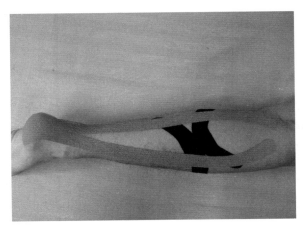

图124　小腿三头肌拉伤的贴扎

（5）抬高患肢　将受伤肢体抬高至超过心脏水平，能有效降低水肿和血肿。

可适当使用非甾体抗炎药，如塞来昔布胶囊、双氯芬酸钠缓释片、对乙酰氨基酚、布洛芬等。72小时后使用一些舒筋活血、改善微循环的药物。急性期也可用磁疗、超短波等理疗技术辅助治疗。

后期康复训练：根据损伤类型的不同，肌肉训练在休息 2～5 天后进行。肌肉训练包括肌肉牵伸及肌肉力量训练和筋膜松解训练。

2. 预防

运动前后做好热身准备运动及整理放松运动，时间分别不少于 15 分钟；加强核心肌肉力量和运动控制训练，增强关节和肢体的稳定性；运动负荷要合理，运动中注意循序渐进，逐步增加运动量及强度，避免疲劳；掌握正确的运动动作。

（二）关节扭伤

最常见的关节扭伤为踝关节扭伤。踝关节扭伤多为踝关节周围韧带的过度牵拉或撕裂，严重者可伴有撕脱、骨折。踝关节扭伤多见于青壮年，男性多于女性，多为踝关节内翻伤引起，以外踝韧带中之前距腓韧带扭伤最常见，单纯三角韧带损伤少见。临床表现为踝关节疼痛、肿胀、淤血、活动受限。X 线片无骨折征，可显示相应踝关节间隙增宽。

1. 治疗

急性期以消炎止痛、改善关节活动度、恢复 ADL 能力为主。主要治疗策略可概括为 POLICE 原则，即保护患肢(protection，P)、适当负重(optimal loading，OL)、冰敷(ice，I)、加压包扎(compression，C)、抬高患肢(elevation，E)，方法同前述。必要时可口服或外用非甾体抗炎药，如塞来昔布胶囊、布洛芬、双氯芬酸钠胶囊、扶他林等，也可进行多种物理治疗以改善炎症。为了避免反复踝关节扭伤，扭伤发生后，建议到康复科门诊及时行踝关节复位，并用肌内效贴贴扎治疗，减轻肿胀并固定支持(图125)。

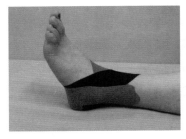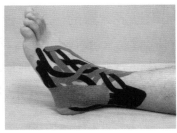

图125　踝关节扭伤后的两种贴扎方案

疼痛及肿胀消除后应尽早开始康复训练。康复训练包括强化关节周围肌肉的力量性和协调性训练，增强关节的稳定性。

2. 预防

平时增强踝关节周围肌肉力量，增强足底本体感觉，增加踝关节稳定性。发生踝关节扭伤后要及时去康复科行手法复位并固定支持训练，以防反复扭伤。穿鞋尽量选择对踝关节支持力度强的高帮护踝防滑运动鞋，尽量不穿高跟鞋。行走于高低不平的路面要谨慎小心。

（三）运动后肌肉酸痛

运动医学将运动引起的肌肉酸痛分为两种：一种是急性肌肉酸痛，往往在运动结束后立即发生，主要是因为骨骼肌快速或强烈收缩所致的急性损伤；也可能是因为运动强度过大，骨骼肌无氧糖酵解功能比例过高、时间过长，肌细胞和组织中乳酸堆积过多导致的。另一种是延迟性肌肉酸痛或运动后疲劳，一般发生在运动后的 24～72 小时，伴有疲倦乏力，甚至会出现肌肉痉挛、僵硬等症状，常在运动后 3～7 天恢复正常。

1. 治疗

（1）休息　充足休息可以消除疲劳、促进血液循环、加速代谢、消除肌肉酸痛，是最基本的治疗措施。

（2）冷/热敷　48 小时内冷敷疼痛部位，一般冷敷 10～15 分钟，冰袋与皮肤间隔衣物或毛巾，防止冻伤皮肤，以缓解疼痛和肿胀。48 小时后可进行热敷，通过热敷加速血液流动，带走愈合后组织周围的剩余乳酸及其他代谢产物，并把富含营养和氧气的新鲜血液带到目标肌肉，为超量恢复提供更多营养。

（3）运动后放松　运动后及时进行放松整理

活动。

（4）运动后按摩　运动后对酸痛部位进行局部轻柔按摩，可以放松肌肉，促进血液循环，缓解局部疼挛。按摩的主要手法有抖动、点穴、揉捏、叩打、推拿等。按摩从轻按开始，逐渐过渡到推拿、揉捏、按压和叩打，再配以局部抖动。按摩应从远离心脏的部位开始进行。按摩也可借助筋膜棒或泡沫轴。

（5）补充蛋白质和水　可以解除疲劳，补充消耗，促进机体修复。

2．预防

（1）根据不同体质、不同健康状况科学地安排肌肉负荷锻炼。

（2）锻炼时，尽量避免长时间集中练习身体某一部位，以免局部肌肉负担过重。

（3）准备活动中，注意对即将练习的重负荷局部肌肉进行充分活动前放松。

（4）整理运动除进行一般性放松练习外，还应重视进行肌肉的伸展牵伸练习，这有助于预防局部肌纤维疼挛。

（5）口服维生素 C 有促进结缔组织中胶原合成的作用，有助于加速受损组织的修复和缓解酸痛。

（四）关节脱位

关节脱位指构成关节的骨端关节面失去正常对合关系。关节脱位可导致关节周围关节囊和韧带损伤，有时甚至可导致关节软骨和骨骼受伤。

关节脱位分为完全脱位和不完全脱位。完全脱位是指两骨相对的接合面已完全分离；不完全脱位是指两骨接合面部分接触，但是它们的解剖位置并不正确。完全脱位最常发生于肩关节、肘关节、指关节和膝关节，不完全脱位最常见于膝关节和踝关节。锁骨和肩胛骨之间的关节既可发生完全脱位，也可发生不完全脱位。

关节脱位表现为关节活动时疼痛、关节畸形、关节肿胀和压痛、关节腔内空虚、弹性固定。X线检查有助于明确诊断。

1. 治疗

需要对脱位骨骼进行复位。复位可在局部麻醉下进行，也可在全身麻醉下进行。没有手法复位禁忌证时，也可以至康复科或中医骨伤科行手法复位。复位后的治疗旨在恢复关节稳定性和功能。固定期间一切未固定的关节均应开始做主动活动，邻近的肌肉也应做主动收缩活动，以增进局部血液循环，促使损伤组织的修复，防止发生肌肉和软组织萎缩及骨质疏松。固定解除后，可积极地逐步活动受伤关节，同时进行手法治疗和物理治疗，尽快恢复关节活动功能。

2. 预防

平时要注意纠正不良体态，运动时尽量动作正确，避免发力过猛。对已经发生松弛的关节，平时需要加强关节周围肌肉的力量训练以增加关节稳定性。

（五）骨折

骨折指骨的完整性和连续性中断。全身各个部位都可发生骨折，但最常见的还是四肢骨折。

根据骨折断端是否与外界相通，可将骨折分为开放性骨折与闭合性骨折。开放性骨折是指骨折处有伤口，骨折端已与外界连通。闭合性骨折指皮肤、软组织相对完整，骨折端尚未和外界连通。

骨折的临床表现有疼痛和压痛、局部肿胀和淤血、功能障碍、畸形、异常活动，有骨擦音或骨擦感，其中畸形、异常活动、骨擦音或骨擦感为骨折特有体征。X线检查有助于明确诊断。

1. 治疗

骨折的现场急救：

（1）判断伤员有无颅脑、胸、腹部合并伤，如发现伤员心跳、呼吸已经停止或濒于停止，应立即进行胸外心脏按压和人工呼吸并送至医院。昏迷患者应及时清除口咽部异物，保持呼吸道通畅。

（2）处理伤口，止血包扎并紧急送医。伤口表面的异物要取掉，外露的骨折端切勿推入伤口，以免污染深层组织。有条件者最好用双氧水等消毒液冲洗伤口后再包扎。如有休克，迅速建立静脉通道输液。开放性骨折伤员伤口处可有大量出血，用无菌敷料加压包扎止血。严重出血者可使用止血带止血，需记录开始使用止血带的时间，每隔 30 ~ 60 分钟放松 1 次（每次 2 ~ 3 分钟），以防肢体缺血坏死。

（3）简单固定，必要时止痛。现场急救时及时正确固定骨折断端，可减少伤员的疼痛及周围组织继续损伤，同时也便于伤员的搬运和转送。搬运时为避免二次损伤，建议保持受伤时原姿势搬运。尤其是发生脊柱骨折后，搬运时不能让骨折断端活动，以免伤及脊髓。急救固定可就地取材，木棍、板条、树枝、手杖或硬纸板等都可作为固定器材，其长短以固定住骨折处上下两个关节为准。如找不到固定的硬物，骨折的上肢可固定在胸壁上，使前臂悬于胸前；骨折的下肢可同健肢固定在一起。严重外伤后，强烈的疼痛刺激可引起休克，因此应给予必要的止痛药。

（4）安全转运。经以上现场救护后，应将伤员迅速、安全地转运到医院救治。转运途中要注意动作轻稳，防止震动和碰坏伤肢，以减少伤员的疼痛；注意保暖和做适当的活动。

骨折经复位固定处理后均应及时开始康复治疗，以促进愈合，防止和减少后遗症、并发症。骨折后康复需至专业康复机构或康复科进行，以免活动不慎造成再次骨折。

2. 预防

平时要多吃含钙质的食物，如鱼虾和蛋黄等。增加日晒，尽量每日晒太阳 2 小时以上。对于生长发育期儿童和青少年、老龄人群、妊娠及哺乳期妇女，还需补充钙剂和维生素 D，补充剂量请遵医嘱。对于已经出现骨密度下降的人群，要增加日晒时间和补钙剂量，必要时可行唑来膦酸注射或骨化三醇口服。

日常活动要判断环境是否安全，尽量选择在没有棱角或者台阶、地面柔软的空间进行适度运动。

五、常见突发疾病的家庭救治方法

（一）脑出血

脑出血系由脑内动脉、静脉或毛细血管破裂引起脑实质内和脑室内出血，多在高血压和高血压引起的慢性动脉病变基础上发生。其起病急、病情重、病死率高。

脑出血最常见于 50～70 岁伴有高血压的患者，一年四季皆可发病，寒冷或气温骤变时发生较多，多在情绪激动、精神紧张、剧烈活动、过度用力、咳嗽、用力排便时骤然起病。出血前多无预兆，少数患者在出血前数小时或数日可有头晕、头痛、短暂意识模糊、嗜睡、一过性肢体运动及感觉异常、口齿不清等前驱症状。

1. 临床表现

一般在发病时常突然感到头部剧烈疼痛，随即频繁呕吐，收缩压达 180mmHg 以上，偶见抽搐等，严重者常于数分钟或数十分钟内转为昏迷，伴大小便失禁。如脉率快速、血压下降，则为濒危征兆。

2. 家庭救治

（1）保持镇静，切勿慌乱，切勿为了弄醒昏迷患者而大声叫喊或猛烈摇动昏迷者。

（2）迅速拨打"120"急救电话。本病病情危重，死亡率较高，发病后应尽快送往医院抢救。

拨打"120"急救电话应注意以下事项：呼救者要说清患者发病的时间、目前的主要症状、过去得过什么疾病及服药情况、现场采取的初步急救措施，便于急救中心准确派车；讲清现场地点、等车地点，以便急救人员尽快找到患者；等车地点应选择路口、公交车站、大的建筑物等有明显标志处；留下自己的姓名、电话号码以及患者的姓名、性别、年龄，以便联系；等救护车时不要把患者提前搀扶或抬出来，以免影响患者的救治；应尽量提前接救护车，见到救护车时主动挥手示意接应。

（3）使患者平卧，肩下垫枕头，使上身和头部抬高 15°～30°；解开患者领口纽扣、领带、裤带、内衣；清除口腔异物，包括义齿，防止呕吐物或痰液流入气管造成窒息；如果患者昏迷并发出强烈鼾声，表示其舌根已经下坠，可用手帕或纱布包住患者舌头，轻轻向外拉出。

（4）摔倒在地的患者，应检查有无外伤，出血可给予包扎；有条件者可给予吸氧。

（5）可用冷毛巾覆盖患者头部，或头下置冰枕（血管在遇冷时收缩，可减少出血量）；患者大小便失禁时，应就地处理，不可随意移动患者身体，以防脑出血加重。

（6）禁止乱用降压药物。家属在急性脑血管病发作时，对于血压到底应该是多少很难做出专业判断，过分地降压会导致脑供血不足，进一步加重病情。

（7）十宣穴、耳尖穴放血疗法。十宣穴（图126）在手十指尖端，距指甲游离缘0.1寸，左右共10个穴位，具有清热开窍醒神的功效。耳尖穴（图

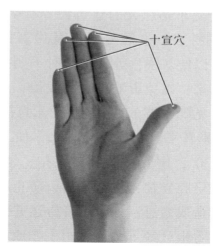

十宣穴

图126　十宣穴

127）位于耳郭的上方，当折耳向前，耳郭上方的尖端处，具有清热祛风、解痉止痛的功效。现代研究认为放血可使血液稀释，改善血液循环的状态，使病变部位的血流量增加、氧分压增高，使血液黏稠度、流速、血管压力趋于正常，可用于高血压所致的脑出血、脑梗死、中风前兆出现猝然昏倒、惊厥、不省人事等的急救。操作方法：常规消毒穴位后用三棱针或缝衣针迅速点刺穴位，然后轻轻挤压局部，使之流出少许血液。

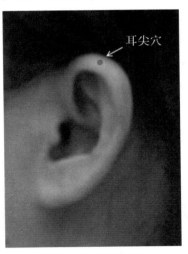

图127　耳尖穴

（8）转运途中，患者的头部要有专人保护。患者睡的担架要垫得厚一点、软一点，尽量减少摇摆、颠簸、震动，以免加重颅内出血及发生脑疝。

救护车在平坦的道路上行驶时，车速不宜太快。要随时注意病情变化。

3. 预防

（1）生活要有规律　早睡、早起，保证充足睡眠。

（2）控制血压　严格遵医嘱服用降压药，切不可随意减药、停药，高血压需终身服药。

（3）保持良好的心态

（4）注意饮食　饮食要低盐、低脂、低糖，少吃动物内脏，多吃蔬菜、水果、豆制品，适量吃瘦肉、鱼、蛋、低脂奶制品。

（5）预防便秘　大便干燥排便用力时不但腹压升高，血压和颅内压也同时上升，极易使脆弱的小血管破裂而引发脑出血。

（6）防止劳累　体力劳动和脑力劳动不要过于劳累，情绪过度激动、压力过大、超负荷工作可诱发脑出血。

（7）注意天气变化　寒冷天气是脑出血的好发时候。

（8）密切注意身体变化　出血会有一些先兆症状，如无诱因的剧烈头痛、头晕，突感肢体麻木、乏力，或一过性黑矇、语言交流困难等，应及时就医。

（9）点压劳宫穴治疗血压骤升　劳宫穴（图

128)属手厥阴心包经，位于手掌心，当第2、3掌骨之间偏于第3掌骨，握拳屈指时中指指尖处。操作方法：用一手大拇指按压另一手的劳宫穴，3～5分钟/次。左右手交替按压，按压时保持心平气和、呼吸均匀。

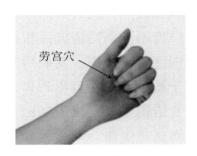

劳宫穴

图128　劳宫穴

（10）其他　白菊花有降压作用，花生壳有明显的降脂、降压作用，可代茶饮。

（二）缺血性脑卒中

缺血性脑卒中又称脑梗死，指由于脑血液供应障碍引起脑缺血、缺氧所致的局限性脑组织坏死或软化，具有高发病率、高患病率、高复发率、高致残率及高死亡率的特点。

脑梗死可分为大动脉粥样硬化性脑梗死、脑栓塞、小动脉闭塞性脑梗死、脑分水岭梗死、出血性脑梗死、其他原因脑梗死、原因不明脑梗死。"三高"（高血压、高血脂、高血糖）人群是发生该病的高危人群。

1. 临床表现

脑梗死往往在平静状态下起病，患者既往常有糖尿病或高脂血症、冠心病、高血压等基础疾病。脑梗死发病时多在夜间，患者醒后发现不能活动或者偏身麻木、口齿不清。发生大面积脑梗死的患者常有房颤或周围性血栓病史，发病后常迅速发展至昏迷不醒。对于脑梗死，一旦出现口角歪斜、肢体无力或麻木、言语困难，要迅速送医治疗。对于脑梗死而言，时间就是生命，发病后6小时内可能通过溶栓治疗迅速痊愈。

2. 家庭救治

（1）立即打电话给"120"急救中心寻求帮助，询问并听从医生指导进行处理。

（2）保持镇静，切勿慌乱。如果患者是清醒的，要注意安慰患者，缓解其紧张情绪，避免造成患者的心理压力；如果患者昏迷，切勿为了弄醒昏迷患者而大声叫喊或猛烈摇动患者，这样只会加重病情。

（3）使患者仰卧，头肩部抬高，解开患者领口纽扣、领带、裤带、内衣，如有义齿也应取出；头偏向一侧，防止痰液或呕吐物回流吸入气管造成窒息，保持呼吸道通畅。

（4）患者出现气急、咽喉部痰鸣等症状时，可用塑料管或橡皮管插入患者咽喉部，从另一端用口吸出痰液；为防止舌被咬伤，可将小毛巾垫于口中。

（5）摔倒在地的患者，应检查有无外伤，出血可给予包扎。

（6）有条件者可给予吸氧。

（7）脑梗死同脑出血症状类似，但治疗方法却大相径庭，在没有医生明确诊断之前，切勿擅自做主给患者用止血药、安宫牛黄丸或其他药物。

（8）十宣穴或耳尖穴放血疗法往往可以迅速缓解脑梗死时的脑水肿，可以家庭施救，具体操作见脑出血部分。

3. 预防

（1）出现先兆症状时，要立即至医院明确诊断及治疗，并长期服用药物控制高血压、高脂血症、糖尿病等基础疾病。

（2）积极治疗高血压、糖尿病、冠心病，保持乐观豁达的生活态度，避免情绪激动、过度疲劳。

（3）无禁忌证情况下提倡口服小剂量阿司匹林，每天服用 75～150mg。具体的用药时间和剂量要按医生的医嘱而定。

（4）预防脑梗死有赖于良好的饮食和生活习惯的养成。多吃蔬菜、水果、豆制品；少吃胆固醇含量丰富的食物，如动物内脏、动物油等，特别是患动脉粥样硬化者；限制钠盐摄入，控制体重，忌烟酒。

（5）重视防治发热、脱水、腹泻、大汗等易促发脑梗死的情况。避免低血压或血容量不足，运动后要及时补充体内丢失的水分。

（三）糖尿病昏迷

糖尿病是一种代谢性疾病，其典型表现为"三多一少"，即多饮、多食、多尿以及体重减轻。糖尿病昏迷是糖尿病常见的、最危险的合并症，如果处理不及时，或者处理的手段不正确，很容易导致患者死亡。

1. 临床表现

糖尿病昏迷的临床表现为意识障碍，往往不伴有高热、肢体瘫痪等伴随症状，但导致糖尿病昏迷的原因有很多，有些是由糖尿病以外的其他疾病所致（如急性脑卒中等），但大多数都是由于糖代谢紊乱（高血糖或低血糖）引起的，家庭救治需要判断何种病因可能性大，便于紧急救治。

（1）糖尿病低血糖昏迷　此种昏迷发作时血糖往往低于 2.8mmol/L，意识障碍发生前患者常会感到心慌、头晕、饥饿、手足颤抖以及冒冷汗，进而出现头痛、烦躁、精神失常甚至昏迷。

常见病因：①降糖药物(尤其是胰岛素)用量过大。②注射胰岛素后，没有在规定时间内进餐或进食量过少。③运动量增加，但没有相应增加进食量或减少药量。

(2)糖尿病酮症酸中毒昏迷　此类患者昏迷前几日常表现为明显的口渴、多饮、多尿、消瘦、乏力，进一步发展则出现食欲减退、恶心、呕吐，并有心慌、呼吸深快等酸中毒症状。酸中毒加重时，起初头晕、嗜睡、烦躁，继而意识逐渐模糊、反应迟钝而陷入昏迷。实验室检查随机血糖、血酮体明显升高，尿酮体检查呈阳性。

常见病因：①糖尿病患者擅自停用胰岛素。②并发各种急、慢性感染。③处于应激状态(如外伤、手术与分娩、妊娠以及急性心肌梗死及脑卒中等)。④暴饮暴食、酗酒等。

(3)糖尿病非酮症高渗性昏迷　该昏迷多见于老年人，以"严重脱水"及"神经精神症状"为主要临床表现，实验室检查血糖、血浆渗透压显著升高，而尿酮体检查多为阴性。该病病情危重、死亡率高，必须及早诊断和治疗。

常见病因：①严重应激反应(如急性心肌梗死、脑血管意外、严重感染等)。②急性胃肠炎，上吐下泻引起脱水。③大量输入葡萄糖。④夏天出汗过多或使用利尿剂，不注意补充水分。

(4)糖尿病乳酸酸中毒昏迷 该昏迷相对于以上三种类型较为少见。该病多见于肝肾功能不全或心肺功能不好的老年糖尿病患者，早期表现为乏力、食欲不振、恶心、呕吐、头痛、头晕，逐渐发展到呼吸深大、皮肤潮红、烦躁不安，以至发生昏迷。实验室检查：血乳酸增高（>5.0mmol/L），血pH值<7.35。

糖尿病乳酸酸中毒昏迷多由于过量服用双胍类药物（主要是苯乙双胍）引起。因为这类药物对肌肉内乳酸的氧化以及肝糖原异生均有抑制作用，而且由于糖尿病患者往往肾功能不好，导致乳酸排泄障碍，致使血液中乳酸积聚过多，最终引起乳酸酸中毒。

2. 家庭救治

(1)先辨别是"低血糖性昏迷"还是"高血糖性昏迷"。"低血糖性昏迷"患者常常四肢瘫软、全身大汗、皮肤湿冷而呼吸平稳，呼吸无特殊气味；而"高血糖性昏迷"的患者往往皮肤、口唇干燥，呼吸深而快，如果是酮症酸中毒昏迷，呼出的气体常有烂苹果味。当然，如果家里有血糖仪，快速测定指血血糖是最可靠的鉴别方法。

(2)如果患者尚有意识并且能够吞咽，可给低血糖患者喝糖水或吃糖块、糕点之类的食品；由高血糖引起的，可让患者多喝些淡盐水或白水。

（3）若患者意识已完全丧失，应将患者放平，头偏向一侧，解开衣领，以保证其呼吸道通畅，并立即与急救中心联系，迅速将患者送至医院抢救。

（4）对于昏迷患者也可用大拇指捏压患者合谷穴（位于手背第 1、2 掌骨间，当第 2 掌骨桡侧的中点处）（图 129）或水沟穴（即人中，位于人体面部鼻唇沟上 1/3 和下 2/3 交界处）（图 130），持续 2～3分钟，具有促醒作用。

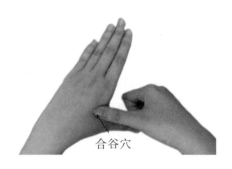

图 129　合谷穴

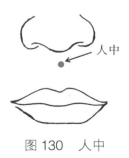

图 130　人中

3. 预防

（1）适当控制饮食，适当锻炼，维持血糖在正常范围。

（2）掌握在家中测血糖的方法，记录日常血糖值，就诊时给医生看，以便医生评估病情、及时调整治疗方案。

（3）定期复查。血糖控制不稳定的患者，需要根据医嘱经常复查血糖；血糖控制稳定的患者，至少每3个月复查一次血糖。复查时还要定期筛查有无糖尿病的并发症。

（4）如果出现反复的低血糖，要及时就诊，评估低血糖原因并调整治疗方案。

（5）如果出现明显的"三多一少"症状，以及腹痛、头晕、神志模糊、发热等症状，提示可能出现了糖尿病的急性并发症，应及时就诊。

（6）糖尿病患者应随身携带标有"患有糖尿病"等字样的卡片，且卡片上还可记录一些治疗方法及患者的姓名、住址等，以便突然意识丧失时供旁人及医师参考。

（四）心绞痛

心绞痛是由于向心脏供血的冠状动脉突然狭窄或发生痉挛，引起心肌缺血，导致突然出现心前区或胸骨后闷痛、压榨痛或烧灼感，有时疼痛还放射到左肩、左臂内侧或达手指、下颌、颈部等处。心绞痛常发生在劳累、运动、情绪激动、紧张、用力排便、饱餐、受寒等心脏负荷增大时。

1. 临床表现

心绞痛发生时患者常有面色苍白、恶心、呕吐、出冷汗；部分患者有窒息、心悸、濒死感，迫使患者停止正在进行的活动。心绞痛发作一般历时1~5分钟后缓解。不典型的心绞痛表现多种多样，有时仅有上腹痛、牙痛或颈痛，约1/3的老年人心绞痛仅有胸背部或腹部不适感，需要引起重视。

2. 家庭救治

（1）就地采取卧位休息，避免一切活动，保持情绪稳定，以免加重病情；有条件者可给予吸氧。

（2）舌下含服硝酸甘油片1片，如无硝酸甘油片可含服速效救心丸；注意：血压低于90/60mmHg者不能服用硝酸甘油；如患者情绪紧张，可给予少量地西泮(安定)等镇静药物。

（3）疼痛缓解后，继续休息一段时间再轻度活动。

（4）对伴心律失常者，应引导患者咳嗽，可刺激迷走神经转律。

（5）针刺或按压至阳穴。至阳穴(图131)位于后背第7胸椎棘突下凹陷中，即两肩胛下角连线与脊柱中线的交点。操作方法：手持硬币，用硬币边缘按压至阳穴，每次按压 3～6 分钟，心绞痛即可缓解。若每天定时按压 3～4 次至阳穴，可有效防止心绞痛发作。

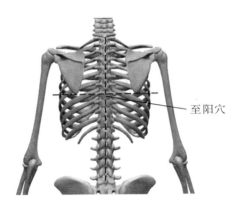

图 131　至阳穴

（6）针刺或按压内关穴。内关穴（图 132）位于前臂掌侧，腕横纹上 2 寸（约 3 横指），掌长肌腱与桡侧腕屈肌腱之间，具有宁心安神、理气止痛的功效，常用于治疗心绞痛、心肌炎、心律失常、胃炎、癔症等。

（7）若心绞痛后发生昏厥，应立即使患者平卧，抬高下肢以增加回心血量；松开患者的衣领或过紧的衣服，判断患者心搏、呼吸情况；心搏停止者，立即就地进行心肺复苏并拨打"120"急救电话。

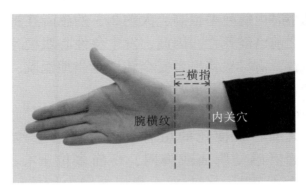

图 132　内关穴

3. 预防

（1）不吸烟、平衡膳食、经常运动和良好的心态是保持心脏健康的四大要素。

（2）低盐、低脂饮食；尽量避免食用含饱和脂肪酸及胆固醇的食物，如动物内脏等；如体重超重，建议喝脱脂牛奶或低脂牛奶。

（3）食用含单不饱和脂肪酸（如橄榄油）或多不饱和脂肪酸（如植物油）的油类炒菜，减少动物脂肪的摄入。

（4）避免食用刺激物，如咖啡及茶。

（5）确保饮食均衡，增加每天的蔬菜摄取量，多吃谷物及粗粮。

（五）急性心肌梗死

急性心肌梗死是一种相当危险的疾病，在发病后几小时内病死率很高，大约 2/3 的患者在被送到医院之前已经死亡。因此，发生急性心肌梗死后就地急救，需尽快将患者安全转送至当地医院，对挽救患者的生命有着重要的意义。

1. 临床表现

典型心肌梗死的患者发作前常有心绞痛发作，患者感觉胸痛或胸闷，疼痛多位于心前区，手掌大小范围，有时向左肩、左臂内侧放射，或放射至下颌或牙齿。发生心肌梗死前的心绞痛持续时间较长，一般超过 30 分钟，休息或含服硝酸甘油不能缓解。患者出现心肌梗死后常常感到烦躁不安、面色苍白、出汗、恐惧或濒死感。一些患者有不典型表现，如头痛、咽部不适、牙痛或者腹痛，也不可忽视心肌梗死的存在，需尽早送医。少数患者无心前区疼痛，心肌梗死出现即表现为休克或急性心力衰竭。

"时间就是生命"，对于急性心肌梗死的救治应争分夺秒。血管阻塞后心肌缺血 30 分钟左右即开始坏死，6～8 小时左右完全坏死，在这期间越早开通阻塞的血管，存活的心肌就越多。

2. 家庭救治

如遇到怀疑突发急性心肌梗死的患者，救助者丝毫不可犹疑，应紧急拨打"120"急救电话，不要错过最佳抢救时机。在急救车到来之前，应该立即就地急救。积极急救措施如下：

（1）就地平卧　不论所处环境如何，应立即让患者就地平卧，双脚稍微抬高，切勿用背、抱等方式随意搬动患者，因为任何搬动都会增加患者心脏负担，危及生命。

（2）镇静　如患者自身带有急救药品或家用常备药箱，立即取出硝酸甘油 1 片（0.5mg）让患者舌下含化，每 5 分钟可重复使用；但要注意观察血压，勿使血压下降至 90/60mmHg 以下。也可服用中药，如复方丹参滴丸、速效救心丸等，并应嚼服阿司匹林 300mg（3 片），尽量保持周围环境的安静，并安慰患者保持平静。必要时口服 1～2 片地西泮以使患者镇静下来，减少心肌耗氧量。

（3）吸氧　开窗通风，保持室内空气流通，注意让患者保持温暖和情绪平稳；如有供氧条件，应立即给予吸氧。

（4）按劳宫穴　心脏不适可以通过按摩劳宫穴来缓解症状。

（5）心肺复苏术　在急救医生到来之前，患者身边不能离开人，以随时观察病情变化。救助者应首先识别心搏骤停，判断心搏骤停；当明确心搏骤停时，不可将患者抱起晃动呼叫，而应立即采用叩击心前区，在左胸乳头上方 4～5cm 处垂直叩击 2～3 次，使心脏复跳。若叩击后无效，则立即进行心肺复苏，不间断一直坚持到急救医生到来。

心肺复苏流程见图 133。

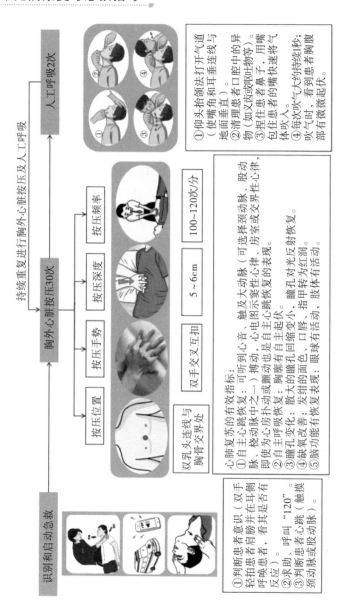

持续重复进行胸外心脏按压及人工呼吸

识别和启动急救

①判断患者意识（双手轻拍患者肩膀并在左耳侧呼唤患者，看其是否有反应）。
②求助，呼叫"120"。
③判断患者心跳（触摸颈动脉或股动脉）。

心肺复苏的有效指标：
①自主心跳恢复：可听到心音、触及大动脉搏动，心电图示窦性心律、房室或交界性心律，即使为心房扑动或颤动也是自主心跳恢复的表现。
②自主呼吸恢复：胸廓有自主起伏。
③瞳孔变化：散大的瞳孔回缩变小，瞳孔对光反射恢复。
④缺氧改善：发绀的面色、口唇、指甲转为红润。
⑤脑功能有恢复表现：眼球有活动，肢体有活动。

胸外心脏按压30次

按压位置｜按压手势｜按压深度｜按压频率

双乳头连线与胸骨交界处

双手交叉互扣

5～6cm

100～120次/分

人工呼吸2次

①仰头抬颌法打开气道（使嘴角和耳垂线与地面垂直）。
②清理患者口腔中的异物（如义齿或呕吐物等）。
③捏住患者的鼻子，用嘴包住患者的嘴巴快速将气体吹入。
④每次吹气大约持续1秒，吹气时，看到患者胸腹部有微微起伏。

图133　心肺复苏

如何判断心搏骤停：心搏骤停的典型表现包括意识丧失、呼吸停止和大动脉搏动消失的"三联征"。①意识突然丧失，面色由苍白迅速呈现发绀。②大动脉搏动消失，触摸不到颈动脉、股动脉搏动。③呼吸停止或开始叹息样呼吸，呼吸逐渐缓慢，继而停止。④双侧瞳孔散大。⑤可伴有短暂抽搐和大小便失禁，伴有口眼歪斜，随即全身松软。

3. 预防

避免劳累、情绪激动和运动过量；患有心脏原发病者需定期到医院心脏内科复查；出现心悸、胸闷、胸痛等症状需立即停止活动，并预防性口服速效救心丸或复方丹参滴丸等药物；余预防措施同心绞痛。

(六)中毒

中毒治疗原则：立即终止接触毒物，清除体内易被吸收或尚未吸收的毒物；维持呼吸、循环功能；如有可能尽早使用特效解毒剂；对症支持疗法。

1. 一氧化碳中毒

一氧化碳中毒即煤气中毒。冬季是一氧化碳中毒的高发期。一氧化碳无色无味，常在睡眠中不知不觉进入呼吸道，通过肺泡的气体交换，进入人体后与体内血红蛋白结合，使血红蛋白丧失了携带氧的功能，造成人体缺氧。一旦发生一氧化碳中毒，如救治不及时人的生命就会受到严重威胁。

1）病因

（1）在密闭的居室中使用煤炉取暖、做饭或用木炭炉烧烤，而门窗紧闭，无通风措施，未安装或不正确安装风机。

（2）平房烟筒安装不合理，筒口正对风口或遇刮风、阴天、下雪等低气压天气，室内蓄积的煤气无法及时排出。

（3）城区居民使用的煤气管道漏气、开关不紧或烧煮中火焰被扑灭后，煤气大量溢出。

（4）使用燃气热水器时通风不良，洗浴时间过长。

2）临床表现

（1）轻度中毒　仅有头晕、头痛、眼花、心慌、胸闷、恶心等症状。如迅速打开门窗，或将患者移出中毒环境，使之吸入新鲜空气和休息，给予热饮，可自愈，能很快恢复正常。

（2）中度中毒　除具有轻度中毒的上述症状外，还会有烦躁不安、精神极度兴奋或错乱、出冷汗、四肢发凉、脉搏细弱、血压下降、呼吸微弱或呼吸困难、呕吐、全身瘫痪无力，并逐渐进入虚脱昏迷。这时患者口唇、两颊、胸部与四肢皮肤潮红，如樱桃色。如得到及时、有力的抢救，上述症状可以缓解，一般不留后遗症。

（3）重度中毒　患者因中毒时间较长，吸入一氧化碳量在血液中的浓度达到 5mg/L 以上，患者出现深度昏迷、大小便失禁、全身软瘫、瞳孔散大、呼吸浅而不规则、皮肤由樱桃红变为灰白或紫色、血压极度下降，出现心肌损害和脑、肺水肿等严重症状与体征。这时即使抢救成功也可能存在痴呆、瘫痪、震颤与共济失调、神经炎、全盲或半盲、肢体坏疽和大小便失禁等严重后遗症。如果抢救不及时就会很快死亡。

3）家庭救治

当发现有人煤气中毒时，应当争分夺秒地进行抢救。家庭救治要做到紧张有序，按照以下四个步骤进行：

（1）打开门窗转移患者　首先要打开门窗将患者从房中移出，搬到空气新鲜、流通而温暖的地方，同时关闭煤气灶开关，或将煤炉抬到室外。

（2）保持呼吸道通畅　检查患者的呼吸道是否畅通，发现鼻、口中有呕吐物、分泌物应立即清除，使患者自主呼吸；对呼吸浅表者或呼吸停止者，要立即进行口对口人工呼吸。

人工呼吸方法：让患者仰卧，解开衣领和紧身衣服，施救者一手紧捏患者的鼻孔，另一手托起患者下颌使其头部充分后仰，并用这只手翻开患者嘴唇。施救者吸足一口气，对准患者嘴部大口吹气，吹气停止后，立即放松捏鼻的手，让气体从患者的肺部排出。

如此反复进行，直到患者出现自主呼吸为止。

（3）注意保暖，预防感冒　给患者盖上大衣或毛毯、棉被，防止受寒发生感冒；可用手掌按摩患者躯体，在脚和下肢放置热水袋，促进吸入毒物的消除。

（4）重症患者尽快送医院　对昏迷不醒者，可采用针刺或点穴治疗，取太阳、人中、少商、十宣、合谷、涌泉、足三里等穴位。

一般轻度中毒患者，经过上述处理，症状都能逐渐消失。对于中毒程度较重的患者，在救治的同时，应及时拨打"120"急救电话。

4）预防

（1）合理配备安装烟筒　煤火炉必须配备烟筒，烟筒接口要严密，这样即使产生少量的煤气也会顺着烟筒排到屋外。需要注意的是，烟筒口最好开在下风向，这样就会避免煤气被风吹回室内；同时，还要经常检查烟筒，以防破损、堵塞。

（2）平时注意室内通风　要注意室内通风换气，不要把门窗关得太严，最好留个缝，以利于空气流通。经常检查煤炉、煤气开关与管道有无漏气，火炕有无裂缝，如有应随时维修，以防中毒。

（3）严格遵守用气规定　城市居民使用管道煤气，应严格遵从"不私自更改煤气管道设施"等安全使用煤气的规定，燃气热水器应与浴池分室而建，并经常检查煤气与热水器连接管线是否完好。

2. 有机磷农药中毒

常见的有机磷农药有敌百虫、敌敌畏、乐果、内吸磷、对硫磷、杀螟松、瘟净、甲拌磷和马拉硫磷等。临床中多见的是由于各种原因误服农药而引起的生活性中毒，而且病情通常较重。

有机磷可经消化道、呼吸道或皮肤 3 个途径进入人体，也有二次中毒，可为单独、家庭或集体中毒。在大量一次食入或吸入浓的毒物后，最短在 3 分钟以内发病，一般在 30 分钟至 12 小时以内发作。

1）临床表现

有机磷农药中毒可表现为大汗、流涎、支气管分泌物增多、瞳孔缩小，伴恶心、呕吐、腹泻、腹痛、心跳缓慢、血压下降等；或出现肌纤维颤动或抽搐、血压上升、心率加快、体温升高等表现，和言语障碍、神志不清、阵发性抽搐等。有机磷中毒可因呼吸中枢麻痹而致死。

2）家庭救治

（1）因皮肤被农药污染而引起的急性中毒，必须立即脱去被污染的衣服（包括内衣）、手套、鞋袜等，并用大量的清水反复冲洗皮肤和黏膜。

（2）对因口服农药而引起的急性中毒，应立即用清水或 1 ∶ 5000 高锰酸钾溶液（对硫磷中毒者禁用）或者 2% 碳酸氢钠（敌百虫中毒者禁用）溶液反复、多次、彻底洗胃，直至洗出液清稀无农药气味为止。如现场无洗胃设备，患者又处于清醒状态时可让中毒患者饮服大量温水，并轻轻刺激咽喉致使呕吐，如此反复多次进行。

（3）呼吸道中毒者应将患者移到空气清洁的通风环境，必要时吸氧，有窒息者应行气管插管和机械通气。

（4）在抢救的同时拨打"120"急救电话，将患者送往医院进一步救治。

（5）对症治疗。呕吐严重者可取内关穴点穴，用强刺激手法；腹痛严重者针刺或点按足三里穴（图134），或足三里穴下方压痛点；呼吸衰竭者灸关元、气海（图135）、膻中穴（图136）各三壮，另

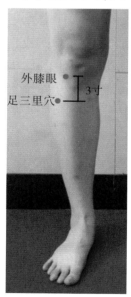

图134　足三里穴

悬灸足三里穴 1 小时；休克者针刺或点按足三里、涌泉穴(图 137)。

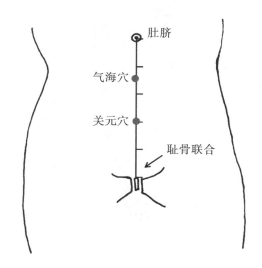

图 135　气海、关元穴

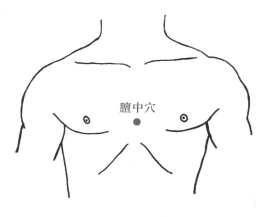

图 136　膻中穴

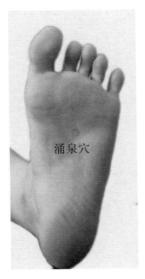

涌泉穴

图 137 涌泉穴

3)预防

(1)加强农药管理，建立规章制度，宣传农药的知识，要有专人保管农药，家中存放应妥善安置，教育家人尤其是儿童勿乱动。

(2)禁止用剧毒类农药灭虱、蚊、苍蝇，禁止向人体或衣物上喷洒农药。使用农药人员应穿长靴、长袖衣，戴帽子和口罩，用毕换去衣服，彻底清洗皮肤。

(3)哺乳期妇女最好不接触农药。

(4)禁用农药的包装袋放置粮食或衣物。

(5)禁食被农药毒死的牲畜及家禽。

（6）发现可疑患者应立即送往医院救治。

3. 食物中毒

食物中毒，是指摄入了含有生物性、化学性有毒有害物质的食品或把有毒有害物质当作食品摄入后出现的非传染性急性、亚急性疾病。食物中毒既有个人中毒，也有群体中毒。症状以恶心、呕吐、腹痛、腹泻为主，往往伴有发热。吐泻严重的还可能发生脱水、酸中毒，甚至休克、昏迷等。

1）家庭救治

（1）如进食的时间在 1～2 小时之内，可采取快速饮用冷盐水、姜汁等催吐，也可用手指、筷子或鹅毛刺激咽喉催吐，使毒物尽快排出。

（2）如进食中毒物时间已超过 2 小时，可服用番泻叶等泻药促进毒物排泄。

（3）如果吃了变质的鱼、虾、蟹等而引起食物中毒，可取食醋 100ml，加水 200ml，稀释后一次服下。

（4）症状不能缓解或加重者，需立即前往医院进行救治。

2）注意事项

（1）购买和食用包装食品时，注意查看食品的生产日期、保质期和生产单位。

（2）加工、贮存食物时要生、熟分开，隔夜食品在食用前必须加热煮透。

（3）烹调食物和进餐前要注意洗手，接触生鱼、生肉和生禽后必须再次洗手。

（4）进餐后如出现呕吐、腹泻等食物中毒症状，要立即自行救治。

（5）一旦怀疑食物有毒，应立即禁止自己或他人食用该食物，并妥善保存食物，避免他人误食。

4. 急性酒精中毒

急性酒精中毒是指由于短时间摄入大量酒精或含酒精饮料后出现的中枢神经系统功能紊乱状态，多表现为行为和意识异常，严重者损伤脏器功能，导致呼吸循环衰竭，进而危及生命，也称为急性乙醇中毒。中毒的严重程度与患者的饮酒速度、饮酒量、血中酒精浓度以及个体耐受性有关。

急性酒精中毒的治疗以对症支持治疗和促进酒精代谢为主，轻症患者休息后可自行恢复，重症患者需要行药物干预治疗，极重度急性酒精中毒患者需要支持治疗及血液透析。

1）家庭救治

（1）立即停止继续饮酒。

（2）用刺激咽喉的办法（如用勺子、筷子等）引起呕吐反射，将含有酒精的胃内容物尽快呕吐出来。注意：对已呈现昏睡的患者禁用此法。

（3）让患者卧床休息，注意保暖，保持呼吸道通畅；使呕吐患者的头偏向一侧，防止呕吐物引起窒息。

（4）饮白水、绿豆汤、蜂蜜水、糖水等，能够稀释胃肠道中的酒精，也有解酒的作用。不宜用咖啡和浓茶解酒。

（5）应有专人看护躁动者并适当对其约束，防止跌落摔伤。

（6）严重的急性酒精中毒，会出现烦躁、昏睡、脱水、抽搐、休克、呼吸微弱等症状，应该迅速送医院急救。

2）预防

（1）开展反对酗酒的宣传教育。

（2）以低度酒代替高度酒。

（3）创造替代条件，加强文娱、体育活动。

（4）早期发现嗜酒者，早期戒酒，进行相关并发症的康复治疗。

5. 安眠药中毒

轻度中毒表现为嗜睡，出现判断力和定向力障碍、步态不稳、言语不清、眼球震颤。各种反射存在，体温、脉搏、呼吸、血压正常。

中度中毒表现为浅昏迷，用强刺激可唤醒，不能答问，很快又进入昏迷。腱反射消失，呼吸浅而慢，血压仍正常，角膜反射、咽反射存在。

重度中毒表现为深昏迷，早期四肢肌张力增强，腱反射亢进，病理反射阳性。后期全身肌肉松弛，各种反射消失；瞳孔对光反射存在，瞳孔时而散大时而缩小；呼吸浅而慢、不规则，或呈潮式呼吸；脉搏细速，血压下降。

安眠药中毒的急救措施：安眠药的急性中毒症状因服药量的多少、时间、空腹与否以及个体体质差异不同而轻重各异。中毒者可行催吐并速送医院救治。

（七）气道异物

气道异物指经口误将花生、豆类、玉米粒等异物吸入气管内造成剧烈呛咳、呼吸困难甚至导致窒息的急症，多发生在3岁以内的儿童。气道堵塞后患者无法呼吸，既紧急又危险，若不在短时间内解除气道阻塞，可导致患者缺氧而死亡。

气道异物的家庭救治：可使用海姆利克法进行紧急救治。海姆利克法的原理是通过对腹部及膈下软组织的冲击，产生向上的压力压迫两肺下部，使肺部残留空气形成一股气流。这股带有冲击性、方向性的长驱直入于气管的气流，可将堵住气管、喉部的食物硬块等异物驱除，使气道重新通畅。

（1）如果是3岁以下的孩子，把孩子抱起来，一只手捏住孩子颧骨两侧使其张口，此手臂贴着孩子前胸，让其脸朝下，趴在施救者的膝关节上，另一手在孩子背上轻轻拍1～5次，观察孩子是否将异物吐出。

（2）如果没有吐出，把孩子翻上来使孩子骑在施救者的两大腿上，孩子面朝前，施救者将两手的中指或者示指放在孩子胸廓下和肚脐上的腹部，快速向上内向重击压迫并冲击数次，直到异物排出。

（3）如果是成人或能独立站稳的孩子，施救者需要站在患者背后，用两手臂环绕患者腰部，一手握拳将拳头的拇指侧放在患者的胸廓下和肚脐上的腹部，另一只手抓住拳头，快速向上重击压迫患者的腹部并冲击，直到异物排出。

（4）如果没有旁人，自救的方法一是通过自行向上挤压上腹将异物排出；二是弯腰并将腹部上缘靠在同高度的硬物上，用硬物的边角压迫腹部，将异物排出。

（5）本经验只适用于紧急状态下处理。呼吸道阻塞后，尽量当场解除阻塞，以免危及生命。

（八）其他急症的家庭自助康复方法

其他急症的家庭自助康复方法见表6。

表6　其他急症的家庭自助康复方法

急症名称	急救措施
牙痛	上牙痛针刺或点按太阳、内庭穴，下牙痛针刺或点按取颊车、合谷穴

续表

急症名称	急救措施
痛经	艾灸关元、中极、天枢、气海、血海、三阴交、足三里穴(任选 3～5 个穴位行灸法)
晕车或晕船	针刺或点按内关、足三里穴,艾灸百会、神阙、关元、气海穴
发热	1. 适当休息,补充温开水或淡盐水; 2. 物理降温,如用冷毛巾覆盖额头、28～30℃温水擦浴等; 3. 针刺或点按大椎、风池、曲池、合谷穴; 4. 十宣、耳尖、委中、曲泽穴点刺放血; 5. 背部(督脉、膀胱经)刮痧、拔罐
尿潴留	艾灸气海、关元、中极、阴陵泉、大陵、三焦俞、小肠俞、三阴交穴
呕吐	针刺或重按双侧内关穴,效果不佳时加天突、足三里、中脘穴
荨麻疹	针刺或点按血海、三阴交、曲池、合谷穴
咽喉痛	少商穴点刺放血或咽喉部刮痧
小儿腹泻	灸神阙、长强穴,逆时针揉腹

续表

急症名称	急救措施
急性胆囊炎、胆石症	1. 忌食油腻食物，病情严重者应禁食、输液、胃肠减压； 2. 针刺或点按阳陵泉、胆囊（阳陵泉下 3~5cm）、中脘、太冲、胆俞穴，痛甚加合谷穴，高热加曲池穴，恶心、呕吐加内关穴
中暑	1. 轻者停止工作，到通风阴凉的地方稍加休息，多喝含盐饮料，搽清凉油于太阳穴； 2. 突然昏倒者，应立即抬到通风阴凉处，解开衣服，擦干冷汗，搽清凉油于太阳穴； 3. 昏迷者应尽快促醒并送医补液：①身体壮实者选人中、中冲、合谷、委中、十宣穴点刺放血，身体虚弱者灸人中、足三里、内关、神阙穴；②重按合谷、内关、人中穴；③在颈、肩、胸、腹等处刮痧
急性扁桃体炎	1. 冰硼散吹喉，5~6次/天； 2. 金银花、甘草泡水漱口； 3. 针刺或重按合谷、内庭、曲池、内关穴，少商穴点刺放血
头晕	针刺或按压双侧风池、内关穴
昏迷	针刺或重按人中、十宣、涌泉穴，必要时加灸百会穴

续表

急症名称	急救措施
鼻出血	1. 左右手拇指轮流从眉心向上推向发际处，然后用力按压印堂穴；也可按压鼻根部止血； 2. 用线结扎中指中节，左鼻孔出血结扎左指，右鼻孔出血结扎右指； 3. 冷水湿敷鼻根部及额部； 4. 灸少商穴； 5. 耳内吹气法：左侧鼻孔出血向右耳缓慢吹气，右侧鼻孔出血向左耳缓慢吹气，或同时对患者两耳吹气。其作用机制可能是因为气流刺激内耳神经反射弧及交感神经，使鼻黏膜微血管收缩
心力衰竭	灸内关、足三里、神门穴可增强心肌收缩力，改善心力衰竭
腹泻	1. 控制饮食，宜用流质易消化的饮食，并减少食量，以减轻胃肠负担及消除积滞，禁食油腻、生冷之品；腹泻频繁者，适当服用淡糖盐水；病情严重者，应暂时禁食； 2. 针刺或点按足三里、天枢、止泻穴，恶心、呕吐者配内关、中脘穴，发热配曲池、合谷穴； 3. 灸足三里、神阙、关元穴； 4. 逆时针揉腹

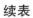

续表

急症名称	急救措施
急性胃肠炎	针刺或点按足三里、天枢、止泻穴，呕吐加内关穴，吐泻、烦躁不安加人中、十宣、委中穴点刺放血，吐泻、四肢冰冷、出冷汗加灸神阙、关元穴
小儿消化不良	1. 针刺或点按足三里、合谷、大肠俞穴； 2. 点刺四缝穴，挤出黄色液体少许； 3. 捏脊，1~2 次/天，10 次为一疗程
胃、十二指肠溃疡	1. 根据病情，给予流质、半流质、软食或普食，避免粗糙、生硬、过冷、过热和刺激性饮食；症状消失后仍需注意饮食定时定量，避免刺激性饮食； 2. 保持心情舒畅； 3. 针刺或点按中脘、足三里、内关穴，腹胀配气海、天枢穴，呕吐配内关、鸠尾穴，久病艾灸脾俞、胃俞、足三里等穴
腰痛	按压肾俞、大肠俞、殷门穴，腰背部拔罐，委中穴针刺放血
头痛	按压太阳、风池、合谷穴，额部、大椎穴处拔罐
腿痛	按压环跳、足三里穴，疼痛局部拔罐
腹痛	按压至阳、灵台穴或以上二穴附近的压痛点

唐都医院微信公众号

我们的联系方式

唐都医院急诊科：029 – 84777753
唐都医院康复科：029 – 84777611